Emil Kraepelin und die Krankheit von James Loeb

Antonia von Hirsch

Emil Kraepelin und die Krankheit von James Loeb

Die Behandlung einer bipolaren Störung im Jahr 1917

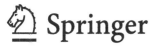 Springer

Antonia von Hirsch
Medizinische Fakultät
Klinikum der Universität München
München, Deutschland

Zugl.: Dissertation, Ludwig-Maximilians-Universität, 2018

ISBN 978-3-658-27641-6   ISBN 978-3-658-27642-3   (eBook)
https://doi.org/10.1007/978-3-658-27642-3

Die Deutsche Nationalbibliothek verzeichnet diese Publikation in der Deutschen National-
bibliografie; detaillierte bibliografische Daten sind im Internet über http://dnb.d-nb.de abrufbar.

Springer ist ein Imprint der eingetragenen Gesellschaft Springer Fachmedien Wiesbaden GmbH
und ist ein Teil von Springer Nature.
Die Anschrift der Gesellschaft ist: Abraham-Lincoln-Str. 46, 65189 Wiesbaden, Germany

Allen vier Generationen meiner Familie

Danksagung

Für die Überlassung des Themas und die umfassende fachliche Betreuung danke ich Herrn Professor Dr. Norbert Müller. Mit unendlicher Geduld akzeptierte er die langen Pausen durch die Geburten der jüngeren drei Kinder und zweier Umzüge und reagierte prompt auf jeden Wiedereinstieg und jede Frage. Auch dafür meinen herzlichen Dank.

Ebenso danke ich Herrn Dr. Hermann Mayer, er nahm sich wiederholt Zeit, um mir das persönliche Umfeld von James Loeb zugänglich zu machen. Mit der James Loeb Gesellschaft e.V. erhält er das Andenken dieses Mannes und setzt dessen Stiftungsgedanken in bester Weise fort.

Mein besonderer Dank gilt meiner ganzen Familie: meiner Großmutter, die mir beim Entziffern der Sütterlinstellen im Krankheitsbericht half, an denen ich verzweifelte; meinen Eltern, die nicht nur zwei Vollstudiengänge unterstützt haben sondern mir für ein Jahr die Kinderbetreuung spendierten, damit ich an dieser Arbeit weiterschreiben konnte, Meiner Schwester Dr. Larissa de la Fontaine, die mich wissenschaftlich hervorragend betreute, mir in jedweden fachlichen Bereichen beratend zur Seite stand, und mir in jeder Hinsicht eine ständige Stütze war und ist - in allen Fragen; genauso wie mein Bruder Konstantin, der darüber hinaus mit Kinderhüten, Kost und Logis und fröhlichen gemeinsamen Arbeitsstunden seinen Teil zum Gelingen dieser Arbeit beitrug.

Ich danke meinem Mann Kilian, dem besten Ehemann der Welt, der diese Dissertation über die Jahre motivierend und mit Geduld begleitete, der mir die nötigen Freiräume zum Arbeiten schuf und stundenlang zuhörte - und meinen vier Kindern dafür, dass sie da sind und mein Leben unendlich reicher machen. Ihnen gehört die Zukunft.

Antonia von Hirsch

Inhaltsverzeichnis

Abkürzungsverzeichnis

Anm. AvH   Anmerkung Antonia von Hirsch

DFA   Deutsche Forschungsanstalt für Psychiatrie

KB   Krankheitsbericht

KGW   Körpergewicht

Kombi   Kombination

KWG   Kaiser-Willhelm-Gesellschaft

LCL   Loeb Classical Library

LMU   Ludwig-Maximilians-Universität München

Mono   Monopräparat

USA   United States of America

Abbildungs- und Tabellenverzeichnis

Abbildungen

Tabellen

1 Einleitung

In der jüngeren Vergangenheit ist das Interesse an James Loeb, jüdischer Bankier aus New York, wieder erstarkt, der in der ersten Dekade des vergangenen Jahrhunderts zunächst nach München übersiedelte und später dann in Murnau seine Heimat fand. Dieser große Stifter ist nach dem Zweiten Weltkrieg nahezu in Vergessenheit geraten, nachdem die Nationalsozialisten gezielt das Gedenken an jüdische Wohltäter auszulöschen versuchten. Schon länger wieder besteht ein großes Interesse an Leben und Werk von Emil Kraepelin, einer der größten Psychiater unserer Zeit, der mit seiner bahnbrechenden Forschung bis in die heutige Zeit hineinwirkt.

Informierten Kreisen ist immer bekannt gewesen, dass James Loeb Kraepelins Patient war, dennoch war bislang nicht eindeutig geklärt, unter welcher Krankheit genau James Loeb litt, ebenso wenig gab es gesicherte Informationen zum Ausmaß seines Krankheitsgeschehens. Allerdings ist die eigene Krankheitserfahrung James Loebs der Anlass gewesen, die Gründung der Deutsche Forschungsanstalt für Psychiatrie, auch kurz DFA, unter der Leitung von Emil Kraepelin mit erheblichen privaten finanziellen Mitteln zu unterstützen. In der Folge der Krisenjahre nach dem Ersten Weltkrieg hat James Loeb seine Stiftungssummen immer wieder erhöht, um das große Projekt, die Erforschung psychischer Krankheiten, immer weiter zu unterstützen. Dabei band er diese Mittel an die Person Emil Kraepelins, nur dem Arzt seines Vertrauens billigte er die Kapazität und Kraft zu, ein solches Institut aus der Taufe zu heben. Dabei war die Psychiatrie als klinische Wissenschaft ein sehr junges Fach zu dieser Zeit. Erst mit der Berufung Griesingers an die Charité 1865, also lediglich 50 Jahre vor der Anbahnung des Forschungsinstituts (gegründet wurde das Institut trotz Kriegswirren 1917), wurden Geisteskrankheiten erstmals in Deutschland systematischer klinischer Behandlung und Forschung unterzogen.

Mit Hilfe eines einmaligen Dokuments ist es nun möglich, die genaue Krankheit von James Loeb, auch in ihrem Ausmaß, darzustellen. Seiner Prominenz und seinem Reichtum ist es wohl geschuldet, dass James Loeb auch in den Phasen schwerer Krankheit zu Hause behandelt werden konnte, trotz Personalmangels in den Kriegsjahren wurde dies durch Emil Kraepelin möglich gemacht. Dabei wurde James Loebs Behandlung durchgehend von Emil Kraepelin persön-

© Springer Fachmedien Wiesbaden GmbH, ein Teil von Springer Nature 2019
A. von Hirsch, *Emil Kraepelin und die Krankheit von James Loeb*,
https://doi.org/10.1007/978-3-658-27642-3_1

lich supervidiert. Der genauen wissenschaftlichen, aber auch vor allem klinischen Arbeit Kraepelins ist es geschuldet, dass über diese Behandlungsphase 1917 ein umfassender Krankheitsbericht (in Folge KB abgekürzt) existiert, der den genauen Verlauf der Erkrankung, die Reaktionen des Patienten und die exakte Behandlung auch mit den damals gängigen Psychopharmaka detailliert beschreibt. Dieser Bericht ist daher nicht nur eine einmalige Chance, das Krankheitsgeschehen James Loebs nachzuvollziehen, sondern vor allem auch psychiatriehistorisch hochinteressant, hat man hier doch die bestmögliche Behandlungsform und –möglichkeit dieser Zeit genau dokumentiert. Dabei flossen in die Behandlung James Loebs alle Erkenntnisse Emil Kraepelins zu Patientenversorgung und medikamentöser Therapie ein, ebenso gelingt es Emil Kraepelin bereits Wochen vor einer von außen sichtbaren Besserung eine genaue Prognose zur Wiederherstellung der geistigen und seelischen Kräfte des Patienten zu erstellen. Das dies zu seinem großen Können gehörte und zu seiner Anerkennung maßgeblich beitrug, ist allgemein bekannt, war doch die Prognose bei psychischen Erkrankungen Kraepelins Kriterium zur Einteilung der Krankheitskomplexe in „Manisch-Depressives Irresein" und „Dementia praecox". Hier wird dieses Können ein weiteres Mal sichtbar.

1.1   Ziele der Arbeit

Zur Krankheit von James Loeb und der Behandlung durch Emil Kraepelin gibt es bis heute keine eigene Publikation, wenn auch in nahezu allen Veröffentlichungen über James Loeb auf eine psychische Erkrankung hingewiesen wird. Dabei widersprechen sich diesbezügliche Angaben in der Literatur gelegentlich, und keine bisherige Publikation konnte einen gesicherten Krankheitsverlauf mit Diagnose darstellen. Dabei ist es unstrittig, dass das persönliche Leid und seine dadurch entstandene persönliche Beziehung zu Emil Kraepelin für James Loeb die Hauptstiftungsmotivation bei der Gründung der Deutschen Forschungsanstalt für Psychiatrie unter Emil Kraepelin 1917 war.

Diese Lücke soll mit dieser Arbeit geschlossen werden. Durch den hier erstmals veröffentlichten Krankheitsbericht und die Selbstbeschreibungen James Loebs in seinen Briefen sowie eine umfassende Recherche im Hinblick auf Krankheitsverweise in der Literatur ist es nun möglich, die Art und den Grad der psychischen Erkrankung von James Loeb zu beschreiben und eine Diagnose nach heutigem Klassifikationssystem zu sichern.

Dabei steht die kritische Textanalyse der erstmaligen Veröffentlichung des „Krankheitsberichts des Herrn J. Loeb" im Mittelpunkt. Bei diesem Bericht handelt es sich um ein einmaliges Dokument der medizinischen Zeitgeschichte. Dieser Bericht ist Zeugnis einer sehr genauen und umfassenden Patientenbeobachtung durch Fachpersonal über 14 Wochen hinweg. Dadurch kann exemplarisch ein schwerer Krankheits- und Behandlungsverlauf in der damaligen Zeit umfassend dargestellt und aufgearbeitet werden. So sollen anhand dieses Berichtes die Behandlungsmaßnahmen und –möglichkeiten von 1917 bei solch schweren Krankheitsverläufen sowohl in medikamentöser als auch sonstiger Therapieformen dargestellt werden. Zur besseren Nachvollziehbarkeit des Verlaufs sowie der therapeutischen Maßnahmen wurde in dieser Arbeit auch der Versuch unternommen neben einer narrativen auch eine in Wochen gegliederte tabellarische und graphische Darstellung zu erarbeiten.

Daneben sollte in dieser Arbeit auch die Urheberschaft des Berichtes sowie die Identität und Funktion der im Bericht erwähnten Personen herausgearbeitet werden. Dabei werden diese Personen auch im persönlichen, beruflichen und zeitgeschichtlichen Kontext besprochen.

Darüber hinaus diente der Bericht auch dazu die relevanten Personen, v.a. James Loeb und Emil Kraepelin historisch und interpersonell einzuordnen. Ein Fokus liegt dabei auf der wechselseitigen Beziehung. Sie standen nicht nur in einem Arzt-Patienten-Verhältnis, sondern ebenfalls in einem Stifter-Stiftungsempfänger-Verhältnis und waren sich darüber hinaus auch freundschaftlich zugetan.

1.2   Der historische Kontext

1.2.1   Entwicklung der Psychiatrie von den Anfängen der „Irrenfürsorge" bis zur Etablierung als klinische Wissenschaft[1]

Der Begriff des „Irreseins" oder der „Irren" war bis ins 20. Jahrhundert die gängige Bezeichnung für psychische Erkrankungen, bzw. psychiatrischer Patienten. Heutzutage ist dieser Begriff stigmatisierend und wird nicht mehr verwendet. In diesem kurzen Abriss der historischen Entwicklung finden diese Begriffe in ihrer damaligen Nutzung Verwendung.

In Mitteleuropa gab es vor Beginn des 19. Jahrhunderts keine systematische Irrenfürsorge. Diese oblag den Familien, die vielfach überfordert waren. Zudem galt Geisteskrankheit als Schande, was dazu führte, dass die Irren mitunter in vollkommen inhumanen Verhältnissen, wie Tollkoben oder Schweineställen verwahrt wurden. Zudem führte der Stupor – eine Art kommunikativer und/oder motorischer Starrezustand, in dem Reaktionen bei vollem Bewusstsein nicht oder nur schwer auslösbar sind und Bewegungen wenn, dann nur stark verlangsamt und oft unvollständig ausgeführt werden, und der als Symptom unbehandelter, schwerer psychiatrischer Erkrankungen, besonders bei Schizophrenie, aber auch bei ausgeprägten Depressionen oder Manien auftritt – zu der Annahme, dass Geisteskranke unempfindlich seien gegenüber Nahrungsentzug, Kälte und schlechten hygienischen Verhältnissen. Ein häufiges Phänomen war der „Dorftrottel" oder „Kretin", eine Symptomatik die häufig ausgelöst wurde durch Schwergeburten rachitischer Frauen, besonders in Gegenden mit Jodunterversorgung.

In den Städten wurden ab dem Mittelalter allgemeine Asyle eingerichtet, diese galten gleichermaßen für Obdachlose, Arme und chronisch Kranke, nur die wenigsten verfügten über kleine Irrenabteilungen. Ansonsten oblag die Irrenfürsorge je nach Landesregierung der Kirche oder den Gemeinden und war dementsprechend an Spitäler, Armenhäuser oder auch an Gefängnisse angegliedert.

---

1   Die folgenden Ausführungen stützen sich im Wesentlichen auf die Monographien zur Geschichte der Psychiatrie von Shorter und Schott/Tölle. Zur besseren Lesbarkeit wurde auf Einzelnachweise verzichtet

Dabei gab es keine systematische Auseinandersetzung mit dem Bild der jeweiligen Geisteskrankheit, die wenigsten Irren bekamen je einen Arzt zu sehen – entsprechend bekamen auch die wenigsten Ärzte Irre zu sehen, was zu dem eklatanten Mangel an Fachwissen in der Irrenfürsorge beitrug.

Dennoch gab es gerade in den größeren Einrichtungen auch echte Auseinandersetzung mit dem Phänomen der Geisteskrankheit. Als Geburt der Psychiatrie überhaupt kann man die Abhandlung von William Battie, „Treatise of Madness", von 1756 bezeichnen, in der er nach jahrelanger Beobachtung von Irren in dem öffentlichen Asyl Bedlem in London theoretische Überlegungen zur Entwicklung von Geistesstörungen niederschreibt und erstmals gezielte Forschung, Ausbildung von Fachpersonal und menschenwürdige Unterbringung im Bereich der Irrenfürsorge fordert. Durch seine Beobachtung, dass die Unterbringung im Asyl nicht nur Verwahrung sei, sondern auch Heilungschancen böte, namentlich durch Isolation, etablierte er das Asyl als Heilungszentrum weg von der reinen Entlastung der Angehörigen.

Ideengeschichtlich ist dies die Zeit der Aufklärung, die mit einem ungebremsten Fortschrittsglauben und therapeutischem Optimismus vergesellschaftet war. Außerdem wurde in der Aufklärung das Individuum ins Zentrum der Aufmerksamkeit gerückt, was mit der Forderung nach menschlicher Behandlung von Irren einherging. Einer der berühmtesten Akte dieser Hinwendung zum „armen Irren" war die Abschaffung der Ketten durch Pinel in der Salpetrière, einem Asyl für Frauen in Paris. Zur Jahrhundertwende vom 18. zum 19. Jahrhundert erschienen erste Lehrbücher zur Irrenversorgung, mit der Forderung nach menschenwürdiger Unterbringung, freundlicher Behandlung und nach Möglichkeit ärztlicher Behandlung der Geisteskranken. Dabei wurde zwar in allen Abhandlungen die körperliche Züchtigung der Geisteskranken geächtet, letztere war aber durchaus bis Ende des 19. Jahrhunderts gelebte Praxis. Ebenso blieb die Einrichtung von Heilkommunen und menschenwürdigen Anstalten mehr frommer Wunsch als Realität. Überwiegend blieben die Irren in Tollhäusern und ähnlichen Verwahranstalten dem ungeschulten Personal ausgeliefert und der ärztlichen Versorgung entzogen. Grund dafür war unter anderem, dass echte Geisteskrankheit weiterhin als unheilbar galt, die Schrecken der Anstalten aber durchaus bekannt waren; daher wurden vor allem die hoffnungslosen Fälle eingeliefert. Dabei war die abgeschlossene Verwahrung durch die Angehörigen durchaus erwünscht (Kraepelin, 1918 S. 173ff).

Bis weit ins 19. Jahrhundert hinein war es gängiges Zubrot der Wärter, besondere Irre einem zahlenden Publikum wahlweise zur Belustigung oder zum Gruseln vorzuführen. Vom „echten Irresein" abgegrenzt wurden „Nervenleiden", namentlich Hysterie, Neurasthenie oder Melancholie etc., für die sich vielerorts Kur- und Heilbäder etablierten. Auf diese Weise versuchte man das Stigma des Irreseins durch den Euphemismus des Nervenleidens zu begegnen. Dabei waren diese Heilbehandlungen von Nervenleiden vorranging einem zahlungskräftigen Publikum vorbehalten. Minderschwere Fälle von Geisteskrankheit wurden in den unteren Gesellschaftsschichten zu Hause gehalten, um die Unterbringungskosten in einer Anstalt zu vermeiden. Auf diese Weise wurde eine Trennung in schwere und minder schwere Fälle vollzogen, die zu einem sehr einseitigen Krankheitsbild in den Asylen führte.

Noch Anfang des 19. Jahrhunderts war die Beurteilung der Geistes- und Gemütskrankheiten Hoheit der Philosophie und der Theologie, nur langsam setzte sich eine medizinische Auseinandersetzung mit Geistesstörungen durch. Dabei unterschieden sich schnell vor allem zwei Strömungen, nämlich Psychiker versus Somatiker.

Dabei unterstellten Psychiker Geisteskranken eine Erkrankung der Seele oder des Gemüts; Johann Heinroth, einer der führenden Psychiker seiner Zeit, postulierte gar, dass die Seelenstörung durch „die Hingabe an das Böse" entstünde, und durch aufrechten Gottesglaube zu verhindern wenn nicht zu heilen sei (Kraepelin, 1918 S. 182f). Dementgegen glaubten die Somatiker, dass Geistesstörung eine kurierbare Folge innerer Erkrankungen sei.

Beide griffen gleichermaßen zu drastischen „Curmethoden", Tauchbädern bis zur Erzeugung von Todesangst, Nahrungsentzug, ätzenden Salben oder gezielten Verbrennungen z.B. der Fußsohlen, Erzeugung von Hyperemesis und Diarrhoen, Schlafentzug und Isolation.

Kraepelin selbst fasst den Zustand der Psychiatrie bis Mitte des 19. Jahrhunderts wie folgt zusammen: „Das allgemeine Bild der Seelenheilkunde vor etwa 100 Jahren, wie es uns in diesem Überblicke entgegentritt, läßt sich kurz mit folgenden Zügen kennzeichnen: Vernachlässigung und rohe Behandlung der Irren, Mangel an geeigneter Unterkunft und ärztlicher Fürsorge, unklare und verkehrte Vorstellungen über Ursachen und Wesen des Irreseins, Quälerei der Kranken durch sinnlose, zum Teil abenteuerliche und schädigende Behandlungsmaßnahmen." (Kraepelin, 1918 S. 228).

Dabei ist zu erwähnen, dass es durchaus Bestrebungen gab, die Irrenfürsorge systematisch zu organisieren und wissenschaftlich sinnvoll unter der Leitung von Ärzten zu gestalten. In die erste Hälfte des 19. Jahrhunderts, nach den napoleonischen Kriegen, die das ihre zur Verbreitung der aufklärerischen Ideen beitrugen, fällt daher auch die Gründung von Reformanstalten, die am ehesten der Idee von Heilkommunen entsprachen, wie z.b. die Anstalten in Sonnenstein (Gründung 1811) und Siegburg (1825) denen viele weitere folgen sollten. Dabei erhoffte man sich Heilung oder zumindest Linderung durch Ruhe, Disziplin, leichte Arbeit, abwechslungsreiche Beschäftigung und eine moralische Therapie, in deren Zentrum ein vertrauensvolles Arzt-Patienten-Verhältnis stand. Entsprechend der Erkrankungsprognose wurden die Irren in unheilbare und in heilbare Fälle unterschieden, die in jeweils unterschiedliche „Anstalten" verlegt wurden, die heilbaren in Heilanstalten, die Unheilbaren in Pflegeanstalten. So entstanden zwei unterschiedliche Typen von Anstalten, die zusammenarbeiteten. Später wurden diese Anstalten unter einem Dach als „verbundene Heil- und Pflegeanstalt" zusammengeführt. Ein Modell dafür ist die verbundene Heil- und Pflegeanstalt Illenau in Baden, die in Europa lange Zeit als Modellanstalt diente und an der z.B. Kraepelins Lehrer Bernhard v. Gudden seine psychiatrische Ausbildung erhielt.

Griesinger forderte auch eine gezielte Ausbildung von Irrenärzten und Pflegepersonal. Dabei waren diese Einrichtungen und Anstalten die notwendige Voraussetzung für die sachkundige Ausbildung von Irrenärzten, da hier erstmals eine entsprechende Krankenzahl gegeben war und damit die Möglichkeit, die verschiedenen Krankheitsbilder nach Symptomen zu sortieren und darüber zu forschen. Allerdings war dabei die Krankenbeobachtung oft nicht Ausgangspunkt von Schlüssen, sondern vor allem Mittel zur Ausschmückung wüster Theorien, wie Kraepelin in seiner Darstellung der Geschichte der Psychiatrie betont (Kraepelin, 1918 S. 180).

Eine erste Krise erlebte die Psychiatrie bereits Mitte des 19. Jahrhunderts: durch die Industrielle Revolution des nachnapoleonischen Zeitalters entstand ein sprunghaftes Anwachsen der Städte. Damit einhergehend litten alle Anstalten wegen der Redistributionseffekte unter Überfüllung. Zudem wurde Altersdemenz als Irresein eingestuft und es war eine massive Zunahme der Neurosyphilis und des Alkoholdelirs zu verzeichnen, die in den Anstalten versorgt werden mussten. Der Mangel an systematischer Ausbildung vor Irrenärzten tat sein Üb-

riges, war die Lehre der Irrenheilkunde bislang kein Teil der Universitätsausbil-
dung. Dies sollte sich erst mit der Einführung der Psychiatrie als klinische Wissenschaft und der Etablierung von entsprechenden Lehrstühlen ab 1865 ändern.

1.2.2   Entwicklung der Universitätspsychiatrie von Griesinger bis Kraepelin

Wilhelm Griesingers Berufung an die Charité als Professor für Psychiatrie gilt
gemeinhin als Startschuss der Universitätspsychiatrie und der systematischen
Forschung und Lehre auf diesem Gebiet.

Griesinger war zunächst Ordinarius für Innere Medizin in Stuttgart, von
dort ging er nach Zürich, wo unter seiner Leitung das Burghölzli als erste rein
psychiatrische Klinik gebaut wurde. Vor der Eröffnung 1870 folgte Griesinger
dem Ruf nach Berlin, diesmal nicht als Ordinarius für Innere Medizin, wie noch
in Zürich, sondern auf den ersten Lehrstuhl für Psychiatrie in Deutschland. Dieser war noch unter Ideler eigerichtet worden, dessen Nachfolger Griesinger wurde. Galt Ideler noch als Anhänger der romantischen Psychiatrie erfolgte mit der
Berufung Griesingers die endgültige Etablierung der Psychiatrie als wissen-
schaftliches Fach innerhalb der Medizin. Griesinger unterschied zwischen Neurologie und Psychiatrie und forderte die Einrichtung reiner Universitätskliniken
für Psychiatrie, mit dem Ziel, nicht nur Anstaltsinsassen mit ähnlichen, chroni-
schen Symptomen zur Anschauung zu haben, sondern auch über Zugriff auf akut
Erkrankte zu verfügen. Dadurch erhoffte er sich, eine bessere Systematik und
genauere Diagnostik bei psychiatrischen Patienten einführen zu können. Griesingers Lehrbuch der Psychiatrie war bis zu den Lehrbüchern Kraepelins das Mani-
fest der Psychiatrie im gesamten deutschsprachigen Raum.

In unmittelbarer Folge der Berufung Griesingers an die Charité wurden an
zahlreichen Universitäten Lehrstühle für Psychiatrie eingerichtet, meist auch mit
gleichzeitiger Einrichtung psychiatrischer Abteilung in den Universitätskliniken,
wo man eine ungleich viel größere Bandbreite an Erkrankten zu sehen bekam als
in den Anstalten, was erstmals eine systematische Forschung überhaupt möglich
machte.

Dass die Forschung und Lehre der Psychiatrie speziell in Deutschland innerhalb einer Dekade zur weltweiten Führung gelangte, ist eine Besonderheit der
deutschen Geschichte: durch die Kleinstaaterei vor der Reichsgründung 1870/71

existierten hierzulande 20 Universitäten und zwei medizinische Hochschulen, die in inter- und intradisziplinärer Konkurrenz zueinander standen. Dazu kam, dass sich die jeweiligen Landesanstalten für Psychiatrie dem direkten Vergleich stellen mussten, sowohl untereinander, als auch mit den neu eingerichteten Universitätskliniken, was zu einem großen Reformwillen führte. Außerdem war es gerade in den Anfangsjahren der Psychiatrie als Hochschulfach gängige Praxis, dass Anstaltsleiter auf die Lehrstühle berufen wurden, daher wurde auch in den Anstalten eine erhebliche Forschungsleistung erbracht.

Zudem galt an deutschen Universitäten die Dissertationspflicht zur Approbation. Wer sich dann für eine akademische Laufbahn interessierte, musste sich zusätzlich habilitieren. Dadurch bestand auf allen medizinischen Gebieten, vor allem aber in der vergleichsweise neuen und daher noch unbearbeiteten Disziplin der Psychiatrie, ein hoher Forschungsdruck mit daraus resultierender hoher Forschungsleistung.

In der Hoffnung, das Postulat „Geisteskrankheiten sind Gehirnkrankheiten" - eine stark verkürzte Darstellung des Griesingerschen Ansatzes - belegen zu können, setzte die Phase der intensiven Hirnforschung ein. Ziel war es dabei, psychische Erkrankungen durch physiologische, pathologisch-anatomische oder andere biologische Prozesse erklären zu können. Diese, die psychiatrische Forschung über Jahre bestimmende Richtung wird auch „biologische Psychiatrie" genannt.

Es war außerdem die große Zeit der Gehirnpathologie mit deren exzellenten Vertretern in ganz Europa, v.a. Bernhard v. Gudden in München, Theodor Meynert in Wien und Carl Wernecke in Halle. Nahezu alle ihnen folgenden, großen Psychiater waren deren Schüler.

Allerdings zeichnete sich bald ab, dass bei allem unleugbaren Forschungserfolg eine Ätiologie der Geisteskrankheiten durch pathologische Veränderungen des Gehirns allein nicht erklärbar war. In Folge dessen wandten sich zu Beginn des 20. Jahrhunderts zunehmend mehr Psychiater der „Psychopathologischen Psychiatrie" zu. Diese Strömung fokussierte sich auf die psychopathologischen Symptome und versuchte daraus Schlüsse auf die Ursache der Erkrankung zu ziehen. Aus dieser Strömung gingen die berühmten Psychoanalytiker ihrer Zeit, Sigmund Freud oder Carl Gustav Jung hervor.

Emil Kraepelin verfolgte hingegen mit seiner Klassifikation und der Längsschnittanalyse einen Ansatz, bei dem er nicht nur Symptome und akute Phasen,

sondern vor allem den Verlauf psychischer Erkrankungen betrachtete. Er verfolgte einen an der klinischen Empirie orientierten, multifaktoriellen wissenschaftlichen Ansatz, bei dem die Aufklärung biologischer Prozesse einen wichti-
gen Stellenwert hatte. Ebenso war Kraepelin aber auch der Experimentalpsycho-
logie verbunden. Darüber hinaus versuchte er eine adäquate Versorgung seiner
Patienten sicherzustellen. Sein Lehrbuch für Psychiatrie, das in mehreren Auflagen erschien, und seine klinische Nosologie hat die Psychiatrie des 20. Jahrhunderts nachhaltig geprägt, und hat in ihren Grundzügen bis heute Gültigkeit.

Besonders die Niederlegung seiner Forschungsergebnisse und Betrach-
tungsweisen in dem Lehrbuch für Psychiatrie, was in neun immer wieder von
ihm überarbeiteten Auflagen erschien und das Standardwerk der psychiatrischen
Lehre war, führte zu einer nahezu universellen und vor allem schnellen Verbreitung seiner Ansichten in der psychiatrischen Klinik und Wissenschaft.

Ebenso durchlief die Patientenversorgung in den Kliniken eine rasante Entwicklung. Nachdem die Irrenabteilungen den anderen klinischen Abteilungen
gleichgestellt wurden, wurden auch die Patienten entsprechend aufmerksamer
und professioneller behandelt. Viele der vielfach schon im 19. Jahrhundert an-
gemahnten Verbesserungen in der Behandlung wurden umgesetzt. Dazu zählte
die Ächtung der Isolationstherapie ebenso wie die Einführung spezifisch in der
Irrenfürsorge geschulten Pflegepersonals, was einen bestimmten, aber freundlichen Umgang mit dem Patienten zu leisten hatte. Durch letztgenannte Maßnah-
me wurde die oft noch bestehende Gewaltspirale zwischen Patienten und Personal durchbrochen und die Zahl der Anstaltsartefakte nahm spürbar ab.[2]

Zudem wurden für unruhige Patienten – oder besonders gefährdete – Über-
wachungsstationen eingerichtet, die auch eine nächtliche Überwachung sicher-
stellten und ein Fixieren oder Isolieren der Patienten teilweise obsolet machte.
Die allgemeine Einführung der Betttherapie zeigte nicht nur den Anspruch, dass
Geisteskrankheit anderen inneren Erkrankungen gleichgestellt gehört, sondern
sie sollte auch eine Beruhigung und Krankheitseinsicht der Patienten herbeifüh-

---

2   Z.B. hielt man lange Zeit das sogenannte „Blutohr", ein gemeinhin schmerzloses Othämatom,
     für ein Symptom von Geisteskrankheit, bis sich durch genauere Beobachtung herausstellte,
     dass dieses durch schlagende Wärter verursacht wurde.

ren und die Überwachung der Patienten vereinfachen. Ebenso zur Beruhigung der Patienten dienten die häufig über Stunden ausgedehnten, warmen Bäder. Ende des 19. Jahrhunderts begann auch die Epoche der ersten therapeutisch eingesetzten Psychopharmaka, namentlich Brom, Chloralhydrat, Sulfone und Barbiturate. Alle Medikamente dieser Zeit hatten ausschließlich schlaferzeugende oder –erzwingende Wirkung, und damit keinen unmittelbaren Einfluss auf den Krankheitsverlauf. Dies sollte sich erst mit der Erfindung des Chlorpromazins und damit der Einführung der Neuroleptika in den 50er Jahren des vergangenen Jahrhunderts ändern.

1.3   Biographische Notizen

1.3.1   Biographische Daten von Emil Kraepelin

Emil Kraepelin wurde am 15.02.1856 als siebtes und jüngstes Kind in Neustrelitz in Mecklenburg geboren. Sein Vater Karl trat überregional als Rezitator der Werke von Fritz Reuter auf und war damit zumeist von zu Hause abwesend.

Ein besonders enges Verhältnis hatte er zu seinem 9 Jahre älteren Bruder Karl, der Biologie studiert hatte und später Leiter des Hamburger Naturhistorischen Museums wurde. Mit ihm zusammen unternahm er zahlreiche Reisen, unter anderem nach Ägypten und Südostasien. Es war wohl auch der ältere Bruder, der den jungen Emil zu exaktem wissenschaftlichen Arbeiten anregte. Die gute Kenntnis der biologischen Systematik mag später in Kraepelin zu dem Wunsch, ein ähnlich klares System wie das Lennésche für die biologische Systematik in der psychiatrischen Krankheitslehre zu etablieren, beigetragen haben (Hippius, et al., 2008 S. 75).

Nach seinem Abitur am renommierten Carolinum in Neustrehlitz immatrikulierte Kraepelin sich in Würzburg für Medizin. Schon in der Vorklinik hörte er Vorlesungen des Nervenarztes Franz von Rinecker, aus dieser Zeit rührt auch seine Bekanntschaft und spätere Freundschaft mit dem Philosophen und Psychologen Wilhelm Wundt in Leipzig.

Aufgefordert von seinem Lehrer Hermann Emminghaus und inspiriert von der „physiologischen Psychologie" Wundts, begann Kraepelin mit der Ausarbeitung der Preisaufgabe „Über den Einfluß akuter Krankheiten auf die Entstehung von Geisteskrankheiten" (Kraepelin, 2000 S. 154). Diesen von Emminghaus ausgeschriebenen Preis der Würzburger Medizinischen Fakultät erhielt er auch, wobei Emil Kraepelin offen zugab, dass er den einzigen Beitrag zu dieser Aufgabe eingereicht hatte.

Nach einem Semester in Leipzig 1877 trat Emil Kraepelin noch vor seinem Staatsexamen am 1.7. eine Assistentenstelle an der psychiatrischen Klinik in Würzburg an. Nach seiner Approbation im August 1878 wechselte er an die Oberbayrische Kreisirrenanstalt in München, wo er als Assistenzarzt von Berhard von Gudden zu gehirnpathologischen Fragestellungen anhand von Reptilien forschen soll. Allerdings gibt es aus dieser Zeit keine Veröffentlichung von Kraepelin zu diesem Thema (Hippius, et al., 2008 S. 76). Zudem stand er der Gehirnpathologie als alleinigem Erklärungsmuster für Geisteskrankheiten immer kritisch gegenüber. In die Assistenzzeit bei v. Gudden fiel auch der zweite Teil des Militärdienstes, in der er seine berühmte Streitschrift „Über die Abschaffung des Strafmaßes" veröffentlichte (Kraepelin, 1880).

Nach diesen vier Jahren in München wechselte Emil Kraepelin nach Leipzig, wo er unter Flechsig in die neugegründete Universitätsklinik für Psychiatrie eintrat. Ausschlaggebend für diese Bewerbung war die Tatsache, dass sich in München im Jahr 1882 Sigbert Ganser habilitiert hatte, und eine zweite Dozentur nicht in Aussicht stand. Damit wäre das akademische Fortkommen in München schwierig geworden. Außerdem suchte Kraepelin die Nähe seines ehemaligen Lehrers Wilhelm Wundts, der in Leipzig das erste Institut für experimentelle Psychologie gegründet hatte, um mit diesem weitere experimentalpsychologische Untersuchungen zu machen. Nachdem ihm Flechsig die Möglichkeit einer Habilitation zugesichert hatte, siedelte Emil Kraepelin im Februar 1882 nach Leipzig um (Hippius, 1983 S. 21ff). Hier kam es innerhalb weniger Wochen zum persönlichen Zerwürfnis mit dem Ordinarius für Psychiatrie, so dass Kraepelin schon im April desselben Jahres die Klinik wieder verließ. Auf Vermittlung seines Mentors Wilhelm Wundt, in dessen Laboratorien Kraepelin weitergearbeitet hatte, konnte er sich trotzdem 1883 habilitieren und fand anschließend eine Stelle als Privatdozent in der Leipziger Universitätsnervenklinik unter Erb. Wundt war es auch, der Emil Kraepelin dazu ermutigte, ein Kompendium der Psychiatrie zu schreiben, der Vorläufer des Lehrbuchs für Psychiatrie, das bis zu seinem Tod in neun jeweils überarbeiteten Auflagen erscheinen sollte und zum Standardwerk in der Ausbildung der Psychiater werden sollte.

Nach seiner Heirat mit Ina Schwabe 1884 nahm Emil Kraepelin verschiede Stellungen an, u.a. in Leubus und Dresden, bevor er im April 1886 den Ruf als ordentlicher öffentlicher Professor nach Dorpat annahm. Dort war er nicht nur mit der ärztlichen Versorgung der Kranken und der Ausbildung der Studenten betraut, sondern mit der gesamten Klinikleitung, die stellenweise laut seiner Memoiren in einem bedauernswerten organisatorischen Zustand war. Die Erfahrungen in Dorpat, was Organisation der Klinik und Vertretung derselben nach außen anging, sollten bei aller Belastung für Emil Kraepelin eine wertvolle Schule für alle weiteren Tätigkeiten sein.

Die zunehmenden Spannungen zwischen Russland und Deutschland im Baltikum bekam auch Emil Kraepelin als Vertreter der deutschsprachigen Universität in Dorpat vermehrt zu spüren und nahm daher gerne 1891 den Ruf nach Heidelberg als Nachfolger Carl Fürstners an. Heidelberg sollte Kraepelin als seine eigentliche geistige und wissenschaftliche Heimat empfinden (Hippius, 1983 S. 125). Hier entwickelte er seine dichotome Nosologie, bei der er erstmals nicht die akuten Symptomkomplexe sondern den langfristigen Verlauf psychischer Erkrankungen untersuchte. Die dabei gewonnenen Erkenntnisse veranlassten ihn zu der Einteilung der Erkrankungen in „Manisch-Depressives Irresein" mit günstiger Prognose und „Dementia praecox" mit „fortschreitender Verblödung". Allerdings scheiterte Kraepelin mit dem Versuch, ein experimentalpsychologisches Labor Wundtscher Prägung in Heidelberg einzurichten, zudem sah er sich außerstande allen Aufgaben der wissenschaftlichen Forschung, Klinikverwaltung, Krankenfürsorge und Ausbildung der Studenten gleichermaßen nachzukommen, was zu unvermeidbaren Spannungen mit der badischen Landesverwaltung führte (Burgmair, et al., 2000 S. 108).

Nicht zuletzt diese Spannungen mit der Landesverwaltung waren es, die ihn den Ruf an die Universität in München annehmen ließen, in der Hoffnung, hier freier agieren zu können. Sein Vorgänger Anton Bumm war überraschend 1903 verstorben, ohne den Klinikneubau der Psychiatrischen Universitätsklinik vollenden zu können. Daher hatte Kraepelin die Chance, zumindest Teile der Münchner Universitätsklinik für Psychiatrie nach seinen Vorstellungen zu gestalten und einzurichten.

Ab 1903 war Emil Kraepelin nun also Ordinarius für Psychiatrie in München und hat in dieser Funktion vermutlich ab 1906 die ärztliche Betreuung von

James Loeb, der zu dieser Zeit endgültig nach Deutschland übersiedelte, übernommen.

Dennoch ließen die ähnlich wie in Heidelberg gelagerten Restriktionen, denen er auch im Münchner Universitätsbetrieb ausgesetzt war, in Kraepelin den Wunsch nach einem unabhängigen Forschungsinstitut reifen, im dem er ohne Lehrverpflichtung und Verwaltungsaufwand, aber mit Zugriff auf ausgewählte Kranke seinen Forschungen nachgehen könnte. Dieses Ziel, eine solche Forschungseinrichtung aufzubauen, entwickelte sich vermutlich schon vor 1910 und Kraepelin begann in der ersten Dekade des 20. Jahrhunderts, diese Idee konsequent zu verfolgen.

Dank umfangreicher Stiftungen, v.a. durch James Loeb, gelang die Errichtung dieser „Deutschen Forschungsanstalt für Psychiatrie" im Jahr 1917. Wurde das Institut zunächst in Personalunion mit der Klinikleitung von Emil Kraepelin geführt, konnte er sich nach seiner Emeritierung 1922 endlich ganz der Forschung widmen.

Bis zu seinem Tod 1926 blieb die wissenschaftliche Erforschung psychischer Erkrankungen und psychologischer Vorgänge Kraepelins oberste Priorität.

1.3.2   Biographische Daten von James Loeb

James Loeb wurde am 6. August 1867 in New York geboren. Er war das dritte Kind aus der 2. Ehe von Salomon Loeb mit Betty Gallenberger. Salomon Loeb war aus Worms in den späten 40er Jahren des 19. Jahrhunderts in die USA eingewandert und baute mit seinem Vetter Abraham Kuhn das Bankhaus Kuhn Loeb & Co. in New York auf. Nachdem seine erste Frau im Kindbett verstarb heiratete er die Pianistin Betty Gallenberger aus Mannheim, die auf eine breite, auch künstlerisch-musische Ausbildung der vier eigenen Kinder und der Stieftochter aus Solomons erster Ehe, Therese, großen Wert legte. Im Elternhaus von James Loeb gab es wöchentliche Hauskonzerte auf hohem Niveau und, wie in vielen anderen Häusern aus Deutschland emigrierter Juden, wurde auch im Hause Loeb vor allem Deutsch gesprochen. Mehrere Reisen führten die ganze Familie nach Europa und dort besonders nach Deutschland. Ebenso war es selbstverständlich, im Studium für einige Semester nach Deutschland zu gehen, so dass für James Loeb von jeher ein enger Bezug zum Heimatland seiner Eltern bestand.[3]

Der ältere Bruder Morris entzog sich dem Bankiersberuf und studierte Chemie in Harvard und Deutschland, später wurde er angesehener Professor für physikalische Chemie in New York (Saltzman, 2000). Also beugte sich James dem väterlichen Wunsch nach einem Nachfolger im Bankgeschäft und studierte in Harvard Finanzgeschichte, Nationalökonomie und internationales Handelsrecht, zudem, nach eigener Neigung und mit großem Erfolg, Classics.[4] In Harvard schloss James Loeb sich einem Kreis von Studenten um den Kunsthistoriker Charles Eliot Norton an, zu dem auch der Kunsthistoriker Bernard Berenson und der Philosoph George Santayana gehörte. Mit beiden verband James Loeb eine lebenslange Freundschaft und in Berenson fand er einen geschulten Ratgeber bei dem Ausbau seiner eigenen Kunstsammlung.

Nach dem erfolgreichen Abschluss seines Studiums 1888 trat James Loeb in die väterliche Bank „Kuhn, Loeb & Company" ein, wo er ab 1894 als Partner geführt wird. Im Bankgeschäft war James Loeb zwar durchaus erfolgreich, allerdings empfand er den Beruf als Last und es zeichneten sich zunehmend Differenzen mit dem dominanten Schwager Jakob Schiff ab. Letzterer hatte die Halbschwester Therese geheiratet und war in das Familienunternehmen mit großem Erfolg eingestiegen (Birmingham, 1969 S. 166ff).

Sein Ausscheiden aus der Bank 1902 begründete James Loeb selbst mit einem gesundheitszerrüttenden Maß an Überarbeitung.[5] Dabei war er schon zu diesem Zeitpunkt finanziell unabhängig durch eine eigene Firma „James Loeb & Co. New York" (Salmen, 2000 S. 20) und spätestens das Erbe seiner Eltern, die in den Jahren 1902 und 1903 kurz hintereinander verstarben, machten ihn zum reichen Mann. James Loeb galt sein Reichtum als Verpflichtung, sein selbstgewähltes Motto lautete: „Opes adipiscendae, ut dignis largiamur" (Reichtümer

---

3   (Chernow, 1994 S. 83), siehe auch (Staudinger, 2009 S. 156ff)
4   Das Studienfach entspricht im deutschsprachigen Raum „Altertumswissenschaften". Diese und die Archäologie blieben James Loebs großes Interessensfeld. (Burgmair, et al., 2003 S. 350)
5   „… that overwork in the banking business, …, resulted in completely breaking up my health, so after a protracted absence from business I decided on January 1 1902, to retire from all active participation in affairs." James Loeb über seine Entscheidung, zitiert in (Olmstead, 1996 S. 242f)

werden erworben, um sie Würdigen zukommenzulassen). Diesem Motto kam er selbst nach, indem er zahlreiche Stiftungen ins Leben rief und sowohl Einzelpersonen wie auch soziale Einrichtungen großzügig förderte. Auch nach dem Ausstieg als Partner bei Kuhn, Loeb & Co. blieb James Loeb in Wirtschaftsdingen weiterhin aktuell informiert und allgemein bewandert. Sein eigenes Vermögen verwaltete er lange Jahre selbst und auch nach der Übergabe der Verwaltung an seinen Schwager Warburg behielt James Loeb es sich vor, entsprechende Anlagevorschläge und Beurteilungen zu machen. Auch in seinen selbst getätigten Investitionen und Stiftungen zeigte sich ein großes Verständnis der Finanzpolitik seiner Zeit.[6]

1905 beschloss James Loeb nach monatelangen Aufenthalten in Europa, z.B. bei der verschwägerten Familie Warburg, der umtriebigen New Yorker Heimat den Rücken zu kehren und ganz nach Deutschland überzusiedeln. Ausschlaggebend für diese Entscheidung nach München zu ziehen, war die Nähe zu seinem Psychiater Emil Kraepelin und die Tatsache, dass München zu dieser Zeit eine Hochburg der Altertumswissenschaften war. Zunächst mietete er eine Wohnung in der Konradstraße bevor er 1907 das Anwesen des verstorbenen Archäologen Adolf Furtwängler in der Maria-Josepha-Straße 8 erwarb und auf dem Grundstück von dem Architekten Carl Sattler eine repräsentative Villa erbauen ließ.

In den folgenden Jahren verbrachte James Loeb die Sommermonate regelmäßig in Murnau, wo er 1911 mehrere Grundstücke in Hochried am Staffelsee kaufte. Dort ließ er wiederum durch Carl Sattler einen stattlichen Landsitz erbauen. Dieser Landsitz, der im Frühjahr 1913 bezugsfertig war, wurde der bevorzugte Rückzugsort von James Loeb. Dort fand er vor allem in den Phasen psychischer Labilität nach eigenen Aussagen Ruhe und Geborgenheit.[7] Die meiste Zeit in den Vorkriegsjahren widmet James Loeb der Übersetzung und Editierung klassischer Werke des Altertums, die er in seiner „Loeb Classical Library"

---

6 Nur die Anlage des Stiftungsvermögens für die DFA in deutsche Kriegsanleihen zeigte sich als Fehlschlag, wurde von James Loeb aber in mehreren Nachstiftungen korrigiert.
7 „Die fast hörbare Stille, die mattgrünen Wiesen und die dunklen Tannenwälder ... bringen eine wundersame Ruhe über mich. Ich mag gar nicht daran denken wieder in die Stadt zu ziehen." James Loeb an seinen Schwager Aby Warburg, zitiert in (Salmen, 2000 S. 33)

einer breiten Öffentlichkeit zugänglich machen wollte.[8] Darüber hinaus beschäftigte er sich mit Musik und seinen archäologischen Interessen und baute seine Sammlung kleiner Antiken weiter aus.

Der erste Weltkrieg erschütterte James Loeb. Während der ersten Kriegsjahre bemühte er sich vielfältig um Friedensbewahrung, vor allem zwischen Deutschland und den USA. Unter Nutzung seiner breiten Verbindungen in die Hochfinanz und Politik versuchte er zwischen diesen beiden Nationen, denen er sich heimatlich verbunden fühlte, zu vermitteln. Dabei war das Wort James Loebs kein unbedeutendes – selbst Kronprinz Rupprecht bemühte sich, James Loeb, den er als Freund schätzte, als neutralen Treuhänder für seine Anlangen und Besitze zu gewinnen, die durch den Krieg auf einmal in Feindesland lagen (Burgmair, et al., 2000 S. 114). Nebenher kümmerte sich James Loeb weiterhin mit Nachdruck um weitere Finanzierungsmöglichkeiten für die „Forschungsgesellschaft für Psychiatrie" unter Emil Kraepelin. Außerdem rief er mehrere soziale Hilfsaktionen für arme Münchner Kinder ins Leben, denn selbst in Hochried wurde ab 1916 die Lebensmittelknappheit spürbar.[9]

In den ersten Jahren war James Loeb vom Krieg nicht unmittelbar betroffen, dies änderte sich mit der sich verschärfenden Tonlage der Diplomatie zwischen den USA und Deutschland. All die Jahre war James Loeb amerikanischer Staatsbürger geblieben, dennoch sah er keinen Grund, seinen deutschen Wohnsitz während des Kriegs zu verlassen. Mit dem drohenden Kriegseintritt der USA auf Seiten der Entente wurde James Loeb zum feindlichen Ausländer. Die Internierung als solche drohte Loeb persönlich allerdings nicht, da das Staatsministerium des Inneren das Kriegsministerium ausdrücklich aufforderte, James Loeb dank seiner wohltätigen Stiftungen und der Stiftung des Forschungsinstituts unbehelligt zu lassen (Salmen, 2000 S. 36). Auch von weiteren Vorstößen gegen James Loeb, wie die Zwangsverwaltung oder Enteignung des Besitzes feindlicher Ausländer, wurde im Hinblick auf sein großes soziales Engagement abgesehen. Ein

---

8   Siehe dazu weiter unten

9   „…genieße die absolute Ruhe die mir die Verköstigungsschwierigkeiten und damit das Nichtvorhandensein irgendwelcher Gäste bieten…" James Loeb an Emil Kraepelin 10.08.1916, Archiv der der Psychiatriehistorischen Sammlung der Klinik für Psychiatrie und Psychotherapie der LMU, in Folge genannt: Archiv Nußbaumstr. o.Nr.

Spionageverdacht konnte ebenfalls schnell ausgeräumt werden (Salmen, 2000 S. 37).

Nachdem der Krieg durch den Waffenstillstand im November 1918 und dem Vertag von Versaille auch offiziell beendet war, rückte allerdings der Verbleib von James Loeb im feindlichen Deutschland in den Visus der amerikanischen Behörden, die daraufhin James Loebs amerikanisches Vermögen einfroren. Deshalb begab sich James Loeb im November 1919 ins Exil in die Schweiz, nach St. Moritz. Zwar hatte das Büro des Alien Property Custodian – eine Institution der US Regierung, die während und unmittelbar nach den Weltkriegen die amerikanischen Vermögen von feindlichen Staaten und Staatsangehörigen oder feindlich agierenden, im Ausland lebenden US-Staatsbürgern beschlagnahmte – durch Vermittlung seines Schwagers Paul Warburg und seiner Rechtsanwälte das Loebsche Vermögen im Dezember 1919 wieder freigegeben, allerdings war die vorgelegte Begründung des Verbleibs in Deutschland der schlechte gesundheitliche Zustand Loebs gewesen. Um dieser Darstellung Glaubwürdigkeit zu verleihen, blieb James Loeb entgegen seiner Neigung fast zwei weitere Jahre in St. Moritz. Erst am 21. September 1921 kehrte er nach Murnau zurück.

Im Schweizer Exil heiratete James Loeb nach über 20 Jahren der Hausgemeinschaft die 3 Jahre ältere Marie-Antonie Hambüchen, geborene Schmidt. „Frau Doctor" wie sie in Briefen genannt wird, war die Witwe des deutschen Hausarztes der Loebs in New York, die schon James Loebs Mutter bis zu ihrem Tod gepflegt hatte. Später führte sie den Haushalt für James Vater Solomon Loeb (Loeb, 2000 S. 9) und begleitet James vermutlich schon 1905 nach Europa, wo sie als seine Gesellschafterin und während seiner Krankheitsepisoden als Pflegerin fungierte.

Wegen der staatlichen Wohnraumbewirtschaftung in der Landeshauptstadt München vermietete James Loeb sein Haus in der Maria-Josepha-Str. und verlegte seinen Lebensmittelpunkt ganz nach Murnau. Das dortige Anwesen ließ er entsprechend um eine Bibliothek und ein Gärtnerhaus erweitern (Scherer, 2000 S. 135).

Die nun folgenden Jahre bis zum Tod James Loebs 1933 schienen von ruhigem Glück gezeichnet zu sein. Verschont von weiteren schweren Krankheitsepisoden reiste das Paar viel, empfing in großer Zahl Freunde und Verwandte in Hochried und James Loeb widmete sich großzügig seinen Stiftungen und seiner Sammlung. Dennoch blieben auch die Loebs nicht von der sich verschärfenden antisemitischen Stimmung verschont. Der Versuch, der Heimatgemeinde Murnau mit dem eigentlich zwei Jahre später anvisierten Bau eines 60 Betten-Krankenhauses aus der wirtschaftlichen Misere zu helfen, u.a. durch die Auflage, alle Murnauer Betriebe beim Bau einzubinden, trug nicht die erwarteten Früchte, den besonders in Murnau erstarkenden ausgeprägten Antisemitismus und Nationalsozialismus einzudämmen.

Der Tod seiner Frau Marie-Antonie im Januar 1933, die einem Nierenleiden erlag, traf James Loeb schwer. Zudem wurde die politische Situation im Land immer unerträglicher.

Kurz vor seinem Tod 1933, nach der Machtergreifung Hitlers, begann James Loeb mit der Planung, seinem geliebten Deutschland den Rücken zu kehren, und in die USA zurückzukehren. Dazu sollte es nicht mehr kommen, da James Loeb von einer Schweiz-Reise moribund zurückkehrte und am 27. Mai 1933 in Hochried starb.

1.3.3   Das Verhältnis Kraepelins und Loebs zueinander

Die Geschicke Emil Kraepelins und James Loebs waren vielfältig miteinander verwoben. Denn in diesem Fall handelt es sich nicht um ein reines, vertrauensvolles Arzt-Patientenverhältnis, was über die lange Zeit der Behandlung wuchs, sondern Kraepelin war seinerseits auch auf James Loeb angewiesen, der als international anerkannter Finanzfachmann und großer Mäzen die Forschungsanstalt für Psychiatrie entscheidend voranbrachte.

Als James Loeb sich 1906 dazu entschloss, den USA endgültig den Rücken zu kehren und sich in München niederließ, war vermutlich der wesentlich ausschlaggebende Grund die Nähe zu dem Arzt seines Vertrauens, Emil Kraepelin. Im Vorfeld hatte James Loeb verschiedene Psychiater aufgesucht: gesichert ist ein Aufenthalt in Jena bei Binswanger, eine Konsultation Freuds in Wien dagegen nicht belegbar. An sich wäre es zu erwarten gewesen, dass sich Loeb in Deutschland in Hamburg niederlässt. Dort wohnten seine hoch geschätzten Verwandten, die Familie Warburg, mit denen die Loebs mehrfach verschwägert waren und Aby Warburg gehörte zum engsten Freundeskreis James Loebs. Aby hatte neben allen verwandtschaftlichen und freundschaftlichen Verbindungen auch noch den gleichen Beruf als Altertumsforscher, nachdem sich auch Aby,

wie James Loeb, dem Bankiersberuf entzogen hatte. Zudem besaß James Loeb
eine Villa in Blankenese in der Nähe seiner Hamburger Schwiegerfamilie.

Trotzdem zog es James Loeb 1906 nach München, nachdem er in Murnau
eine Kur im dortigen Stahlbad der Brüder Asam gemacht hatte und vermutlich in
dieser Zeit in Kontakt kam mit Emil Kraepelin. Die Tatsache, dass James Loeb
selbst wissenschaftlich orientiert arbeitete, mögen das Grundvertrauen in seinen
Arzt gestärkt haben, dessen Ruf als außerordentlicher Wissenschaftler weithin
verbreitet war. James Loeb band auch die enormen Stiftungssummen für die
DFA an Kraepelin persönlich, hielt er ihn doch als Einzigen für fähig, die Forschung auf dem Gebiet der Psychiatrie in seinem Sinne voranzubringen. Loeb
selbst schrieb in einem Brief „... dass ein derartiges Institut nur unter der Leitung desjenigen gestellt werden sollte, ... der auch anerkanntermaßen der Koira-
nos der modernen Psychiatrie ist." (Loeb an Kraepelin 18.12. 1915)

Vor allem der griechische Ehrentitel, den der Altertumsfreund Loeb dem
Psychiater Kraepelin beimaß, zeigt sehr deutlich, welch uneingeschränktes Vertrauen und welche Hoffnungen er in dessen Wissenschaft setzte" (Burgmair, et
al., 2000 S. 111).

Außerdem vermittelte James Loeb Emil Kraepelin als Arzt an seine Verwandten, sei es zum Konsil in den USA, wobei James Loeb auch Kraepelins
Reisekosten subventionierte, wie auch zur Behandlung Aby Warburgs, der an
einer ähnlichen Erkrankung wie Loeb litt, sich aber mehrheitlich bei Binswager
behandeln ließ.[10]

James Loeb selbst hat sich auch in den Jahren im Schweizer Exil nicht an
einen anderen Arzt gewandt, obwohl er in diesen Jahren unter schweren Depressionen litt. Vielmehr vertraute er den schriftlichen und fernmündlichen Anwei-

---

10 Gesichert ist ein Treffen zwischen Aby Warburg und James Loeb in „Neu Wittelsbach", wo
     sich Aby vermutlich in der dortigen Klinik aufhielt, in der Kraepelin Belegbetten hatte
     (Salmen, 2000 S. 35), außerdem erwirkte Loeb eine Konsultation Kraepelins zum Fall Aby
     Warburg. Kraepelin stellte die sehr ungünstige Diagnose Binswangers in Frage und prophezei-
     ten eine baldige Genesung, womit Kraepelin recht behalten sollte. Auch Binswanger erkannte
     die Größe Kraepelins und die Sicherheit seines Urteils rückhaltlos an. (Binswanger, et al.,
     2007)

sungen durch Kraepelin, besonders an Antonie Hambüchen, Loebs späterer Ehefrau.[11]

Unabhängig vom Vertrauen, das James Loeb in die ärztlichen Fähigkeiten von Emil Kraepelin hatte, schätzten sich die beiden Männer auch persönlich gegenseitig. Wiederholt lud Loeb Kraepelin persönlich nach Murnau ein, und stellte ihm und seiner Tochter Toni ein Landhaus zur Verfügung, wo sie in Ruhe die Überarbeitungen der 8. Auflage des Lehrbuches in Angriff nehmen konnten (Hippius, 1983 S. 172). Beide zeichneten Ihre Briefe aneinander mit Freundschaftsbeteuerungen und nutzten den Briefaustausch auch zum Austausch privater Informationen[12] und politischer Meinungen. Außerdem schrieb Loeb an Kraepelin teilweise in einem sehr lockeren Tonfall.[13]

Auf der anderen Seite war James Loeb persönlich sehr engagiert, die Gründung der DFA in die Wege zu leiten. Neben den bereits beschriebenen hohen Stiftungssummen, die Loeb persönlich für die DFA zur Verfügung stellte, nutzte er an vielen Stellen seine gesellschaftliche Position und Kontakte in viele Bereiche der Politik und Wirtschaft, um Emil Kraepelin entsprechende Türen zu öff-

---

11   „.. In meiner Stimmung hat sich leider nichts gebessert und die Scheu vor Menschen weicht auch nicht. Ich ziehe vor keinen Arzt zu sehen, da ich überzeugt bin, dass Frau Doctor in ihrer langjährigen Erfahrung und unter Anwendung Ihrer Methoden die Sache besser versteht als irgend Einer der mich jetzt in Behandlung nehmen könnte." Brief Loeb an Kraepelin, 20.11.1919, Archiv Nußbaumstr. o.Nr.

12   z.B. „...haben Sie Dank für Ihre freundlichen Zeilen vom 6.- aus denen ich gerne ersehe, dass Sie mit Ihren Angehörigen so schöne, genussreiche Tage in Suna verbringen. Ich kann mir denken wie ungern Sie Ende des Monats diese schöne Stätte verlassen werden um nach dem weniger erfreulichen München zurückzukehren" Brief Loeb an Kraepelin, 10.4.1921, Archiv Nußbaumstr. o. Nr.

13   z.B.: „Gestern erzählte mir Herr Warburg von einem ... der steinreich ist und den Leuten dafür dankt, wenn sie ihm zeigen wie er einen Teil seines Geldes für edle Zwecke loswerden kann! Den Mann müssen wir im Auge behalten" Brief Loeb an Kraepelin, 19.2.16, Archiv Nußbaumstr. o. Nr.

nen.[14] Außerdem gab er an Kraepelin persönliche Informationen zu potentiellen Gesprächspartnern und Stiftern weiter.[15]

Kraepelin vertraute dabei auf James Loebs Rat, sowohl was den persönlichen Kontakt anging, als auch ganz konkrete Vorschläge, wie z.b. das Stiftungsgeld anzulegen sei. „Selbstverständlich lege ich den größten Wert darauf, Sie baldmöglichst persönlich begrüssen zu können, besonders deswegen, weil ich einmal in dieser Woche eine für die weitere Entwicklung unserer Angelegenheit sehr wichtige Besprechung mit dem hiesigen Stadtmagistrat habe und ferner zu Ende nächster Woche nach Essen zu Herrn v. Bohlen zu reisen gedenke .... In alter freundschaftlicher Ergebenheit.." (Brief Kraepelin an Loeb, 13.6.1921, Archiv Nußbaumstr., o.Nr.)

Dabei ging es James Loeb in keiner Weise darum, nur seinem hoch geschätzten Arzt einen Gefallen zu tun, er glaubte an die Wichtigkeit der DFA und unterstützte diese auch über Kraepelins Tod hinaus mit regelmäßigen finanziellen Zuwendungen, Rat und Kontaktvermittlung an weitere Stifter.

1.4   James Loeb als Stifter

1.4.1   Die sozialen und geisteswissenschaftlichen Stiftungen

James Loeb lebte und stiftete nach seinem Motto „Reichtum ist zu erlangen, um es an Würdige zu verteilen". Diese Haltung entsprach nicht nur seiner eigenen Überzeugung, der er ein Leben lang treu blieb, sondern auch der amerikanisch-

---

14   „...Geheimrat Arnold habe ich vergangenen Mittwoch leider nicht angetroffen, werde ihn aber Dienstag oder Mittwoch der kommenden Woche sehen..." Brief Loeb an Kraepelin, 18.3.1916, Archiv Nußbaumstr. o.Nr. „...einliegender soeben erhaltener Brief von Geheimrat Arnold wird Ihnen über die Lage Aufschluss geben. Es wird Ihnen sicher gelingen, die Bedenken der Herren zu beseitigen..." Brief Loeb an Kraepelin, 3.4.1916, Archiv Nußbaumstr. o.Nr.

15   z.B. Zu Arnold: „... Er ist Mitglied des Verwaltungsrats der Kaiser-Willhelm-Gesellschaft und steht der ... sehr nahe. Selbst sehr reich, nach dem Fürsten Henkell-Donnersmark der größte Steuerzahler in Preussen wie mir gesagt wird, ist er für alles was zur Hebung der Menschheit geschieht zu haben" Brief Loeb an Kraepelin, 16.1.16, Archiv Nußbaumstr. o.Nr., noch öfter und vor allem regelmäßiger informiert er Emil Kraepelin über die infrage kommenden amerikanischen Stifter wie Heimsheimer und die in den USA lebenden Warburgs.

jüdischen Tradition, mit privaten Geldern Einrichtungen zu stiften oder zu unterstützen, die den eigenen Interessen nahe stehen (Burgmair, et al., 2003 S. 348). So spiegeln sich auch in James Loebs Stiftungen seine vielfältigen Interessen, die durch seine breite Ausbildung und seine geisteswissenschaftlichen Neigungen ausgeprägt waren. An dieser Stelle seien nur die wichtigsten dieser Stiftungen und Schenkungen erwähnt.

1.4.1.1   Stiftungen in den USA

Bereits in New York tätigte James Loeb mit dem ihm eigenen Kapital verschiedene Stiftungen, die zum größten Teil noch heute bestehen.

Am berühmtesten wurde das von James Loeb gestiftete Institute of Musical Art. Dieses Institut fusionierte später mit der 1919 ebenfalls aus Privatgeldern gestifteten Julliard Musical Foundation und formte so zusammen die Julliard School, die bis heute zu den weltweit führenden Konservatorien gehört. Nicht nur seiner eigenen Neigung und Begabung geschuldet, James Loeb spielte mit hoher Kunstfertigkeit Cello und Klavier, sondern dem Andenken seiner Mutter gewidmet, die 1902 überraschend starb, stiftete James Loeb eine Summe von $500.000 zur Gründung des Musikinstituts (Forster, 2013 S. 30). Die Idee zur Stiftung des Instituts und dessen pädagogischen Ausprägungen entwickelte James Loeb zusammen mit Frank Damrosch, einem Freund, der auch über Jahre den Direktorenposten innehatte und der zum guten Ruf durch seine modernen Unterrichtsmethoden beitrug. Bei der Institutsstatuten legte James Loeb größten Wert auf die Chancengleichheit in Bezug auf Geschlecht, Religion oder Rasse aller Mitglieder der Schule, seien es Studenten oder Lehrer (Olmstead, 1999 S. 17ff). Hier kommt eine humanistisch geprägte Liberalität James Loebs zum Vorschein, die sich auch in sämtlichen späteren Stiftungen niederschlagen sollte.

Zusammen mit seinem Bruder Morris stiftete James Loeb der Columbia University die Mittel für den Unterhalt eines Labors für physikalische und anorganische Chemie. Dies lag seinem Bruder, der selbst Professor für Chemie war, besonders am Herzen, und Morris verließ sich bei dieser Stiftung nicht nur auf die Familienbande sondern vor allem auf den Finanzverstand seines Bruders.

In Harvard hatte sich James Loeb eng an seinen Lehrer in Altertumsforschung, Charles Elliot Norton, angeschlossen. Indem sich Loeb für die vorge-

zeichnete Bankkarriere entschied, hatte er damit das Angebot von eigenen Ausgrabungen in Athen und einem Direktorenposten im Bostoner Museum of Fine
Arts, verbunden mit einer Professur in Harvard nach zähem Ringen ausgeschla-
gen (Loeb, 2000 S. 13). Dennoch, oder vielleicht auch deswegen, blieb er seinem
alten Lehrer und seiner Alma Mater in Altertumswissenschaften eng verbunden
und stiftete das nach seinem Lehrer benannte Charles Elliot Norton Fellowship
für Studien in Athen, was ebenfalls bis heute regelmäßig vergeben wird
(Hamdorf, 2000 S. 147). Auch testamentarisch bedachte er Harvard später mit
größeren Summen, die zu einer Stiftung eines archäologischen Lehrstuhls, dem
James Loeb Professorship of Art and Archaeology, an der Harvard University
führte, der bis heute fortbesteht (Stewart) (Onlineabfrage vom 18.02.2014).

Noch in den USA bemühte sich James Loeb um die Gründung einer Psychiatrischen Forschungsanstalt unter der Leitung der dort praktizierenden Psychiater
Frankel und Sachs. Dabei stiftete er „erhebliche Mittel"[16], wobei das Institut
letztlich an Unstimmigkeiten zwischen seinen beiden Leitern scheiterte (Stewart)
(Onlineabfrage vom 18.02.2014).

Mit seinen Geschwistern stiftete James Loeb nach dem Tod seines Vaters
das „Solomon and Betty Loeb Memorial Home for Convalescents".[17] 1906 wurde das in mehreren Cottages angelegte Erholungsheim eröffnet, es bot zu diesem
Zeitpunkt 100-150 bedürftigen Patienten Platz und wird eher als Landhotel denn
als Erholungsheim beschrieben (AJN, 1908 S. 778). Alle Familienmitglieder der
Familien Loeb und der verschwägerten Familie Schiff unterstützen diese soziale
Einrichtung über die Jahre großzügig und bedachten die Stiftung fast ausnahms-
los in ihren Testamenten.[18] Das Erholungsheim bestand bis 1957 bis es auf eigenen Beschluss mit dem ebenfalls aus einer jüdisch-karitativen Stiftung hervorge-

---

16   Brief von James Loeb an Emil Kraepelin vom 18.12.1915 zitiert in (Burgmair, et al., 2000 S.
     111)
17   Laut Loebs Beschreibung seines Vaters in „Unser Vater" 1929, war die Gründung eines Gene-
     sungsheimes der letzte Wunsch von Solomon Loeb am Tag seines Todes, vgl. (Loeb, 2000 S.
     15)
18   Z.B. Morris Loeb 250.000$ (Cornell Daily Sun vom 12.12.1912), James Loeb testamentarisch
     mit 500.000$

gangenen Montefiore Medical Center fusionierte, um eine innovative medizinische Versorgung seiner Patienten sicherzustellen (Hutchinson, 2006).

1.4.1.2 Stiftungen in Bayern

Auch in Europa konzentrierten sich die sozialen Stiftungen mehrheitlich auf das unmittelbare Lebensumfeld. So spendete er großzügig in allen sozialen Belangen seiner Wahlheimaten Murnau und München. In den schweren Kriegsjahren unterstützte er die Bevölkerung mit zahllosen Spenden und Lebensmittellieferungen. Von den Kriegsjahren bis weit in die Inflationszeit hinein belieferte er z.B. bis zu 80.000 Münchner Kinder mit wertvollem, aus den USA importiertem Milchpulver (Salmen, 2000 S. 35).

Mit dem Kauf des Anwesens in der Maria-Josepha-Str. im Jahr 1908 erstand James Loeb auch die umfangreiche Bibliothek Furtwänglers. Adolf Furtwängler war bei Ausgrabungen in Athen 1907 überraschend verstorben und hinterließ eine Witwe und vier Kinder in Ausbildung. Nicht zuletzt der Wunsch, die Familie des Freundes und Lehrers zu unterstützen, führte bei James Loeb zur Kaufentscheidung (Wünsche, 2009 S. 13). Das Grundstück ließ er von Sattler mit einem großzügigen Wohnhaus bebauen, Teile der wertvollen Bibliothek hingegen schenkte er den Universitäten Harvard und München (Salmen, 2000 S. 26).

Eine andere für München wichtige Stiftung ist die Überlassung der Loebschen Sammlung antiker Kleinkunst an die Staatliche Antikensammlung in München. „Sein testamentarisches Vermächtnis ist seit Ludwig I., dem Gründer der Sammlung, die bedeutendste Bereicherung der Museen am Königsplatz." (Wünsche, 2009 S. 5) Einer seiner wichtigsten Kontakte in München war für James Loeb, gerade nach dem Tod des von ihm verehrten Furtwänglers, dessen Nachfolger als Direktor der Staatlichen Antikensammlung, Johannes Sieveking. Dieser beriet Loeb teilweise bei der Erweiterung seiner hochwertigen Sammlung antiker Kleinkunst und wurde von Loeb wiederum bei Erwerbungen für das Museum unterstützt. Sieveking war es auch, der die Sammlung Loeb ab 1916 publizierte, um sie nach Willen Loebs einer breiteren Öffentlichkeit zugänglich zu machen. Die Loebschen Dreifüße, bedeutende etruskische Bronzekessel, hatte James Loeb schon 1921 der staatlichen Antikensammlung als Dauerleihgabe

überlassen (Wünsche, 2009 S. 24). Die testamentarische Überlassung der nahezu
gesamten hochwertigen Kunstsammlung an das Museum, einschließlich der z.b.
im Fogg Art Museum ausgestellten Vasen und Bronzen, ist nicht nur Ausdruck
der Verbundenheit Loebs mit seiner bayrischen Wahlheimat oder seiner phi-
lanthropischen Neigung, sondern auch der engen Freundschaft, die ihn mit Johannes Sieveking verband.

Das sicher größte Werk Loebs auf geisteswissenschaftlichem Gebiet ist die
1912 gegründete und bis heute fortgeführte James Loeb Classical Library, kurz
LCL. Diese gebundenen Bücher im Pocketformat verfolgten von vornherein den
Zweck, die Klassiker der griechischen (in grünen Umschlägen) und lateinischen
(in rot gebunden) Literatur einer breiten Öffentlichkeit zugänglich zu machen.
„Diese Bücher werden nicht nur Gelehrte ansprechen, …, sondern auch solche
Leser, die weder Griechisch noch Latein können und dennoch die Früchte antiker
Genialität und Weisheit ernten möchten", so James Loeb selbst zum Zweck der
Loeb Classical Library.[19] Dazu wurde dem Originaltext auf der rechten eine
englische Übersetzung auf der linken Seite der Bücher gegenübergestellt, außerdem waren die Bücher günstig und damit auch für kleinere Einkommensklassen
erschwinglich. Durch die Vielzahl an Veröffentlichungen innerhalb dieser Reihe,
auch während der Kriegsjahre, und die hervorragende fachliche Ausführung fand
die Publikation vor allem im englischsprachigen Raum große Resonanz. 1925
erhielt James Loeb für seine kulturelle Leistung mit der LCL die Ehrendoktor-
würde der Universität Cambridge und 1927 waren bereits 200 Bände dieser
Übersetzungen erschienen. Heute umfasst die Reihe mehr als 500 Bände. James
Loeb plante 1916 noch die Herausgabe der Bibliothek in französischen und deutschen Übersetzungen,[20] was aber nie verwirklicht wurde. Die Edition wurde
zunächst von William Heinemann in London verlegt. 1989 übernahm die Harvard University Press die alleinige Herausgabe, die bis heute erfolgreich fortgeführt wird.

---

19   Zitiert in (Stuart, 2000 S. 106)
20   „… wie wird es erst werden, wenn nach dem Kriege die Bibliothek auf Deutsch&Französisch
     erscheint!..." James Loeb an Otto Crusius, 28.09.1916, zitiert in: (Salmen, 2000 S. 30)

Nachdem sich besonders seine Frau Marie-Antonie für Frauenfragen engagierte und beide mit der Stadträtin und Frauenrechtlerin Luise Kiesselbach be-
freundet waren (Salmen, 2000 S. 55), erhielten die entsprechenden Vereine in
München und Umland großzügige Zuwendungen. Besonders großzügig, und bis
heute genutzt, ist dabei die Stiftung des Studentinnenheims in der Kaulbachstr.
49. Dieses Gebäude ließ James Loeb vollständig auf eigene Rechnung von seinem Architekten Carl Sattler erbauen und übergab es im Mai 1931 dem Verein
Studentenhaus München. Benannt wurde das Wohnheim für Münchner Studentinnen nach seiner Frau: „Marie-Antonie-Haus" (Scherer, 2000 S. 139).

Ebenfalls von Carl Sattler ließ James Loeb das neue Gemeindekrankenhaus
in Murnau erbauen, wiederum auf eigene Rechnung. Bereits in den frühen 20er
Jahren war ein Neubau des Krankenhauses nötig geworden, realisiert wurde er
von James Loeb in den frühen 30er Jahren. Dabei hatte Loeb festgelegt, dass die
Bauaufträge der Gewerke vor allem Murnauer Betrieben zugesprochen werden
sollten, um auf diese Weise die drängende wirtschaftliche Not zu lindern und die
Arbeitslosigkeit der Region etwas einzudämmen. Das Krankenhaus umfasste 60
Betten und war bis 1980 voll funktionsfähig (Scherer, 2000 S. 140).

Hinzu kamen noch zahllose individuelle Unterstützungen von Freunden und
Wissenschaftlern im Altertumsbereich, Künstlern und Musikern, die James Loeb
teilweise mit Geld, oft auch mit wertvollen Instrumenten oder Ausrüstungen
beschenkte. Ebenso unterstützte er die Antikensammlung bei verschiedenen
Anschaffungen und übernahm zahlreichen Patenschaften für arme Münchner
Kinder. Bei vielen dieser Schenkungen blieb James Loeb im Hintergrund oder
bat den Empfänger um Anonymität. Das war zum einen in James Loebs über-
großer Bescheidenheit veranlagt, hinzu kam auch noch sein Selbstverständnis
des eingangs zitierten Mottos, dass Reichtum vor allem zum Wohle der Allge-
meinheit durch „Würdige" nutzbar gemacht werden müsse. Ein weiterer Grund,
gerade in Zeiten der wirtschaftlichen Engpässe und Krisen in der Nachkriegszeit,

war aber auch der Schutz seiner Person vor allzu vielen Unterstützungsanfragen.[21]

1.4.2   Die Gründung des Forschungsinstituts für Psychiatrie 1917

In den Jahren vor 1912 sind zumindest keine konkreten Pläne für ein universitätsunabhängiges Forschungsinstitut bekannt, weder von Seiten James Loeb, der ja schon in seinen New Yorker Jahren versucht hatte, ein solches Institut ins Leben zu rufen, noch von Emil Kraepelin, wobei man davon ausgehen kann, dass dessen Wunsch nach einer Forschungsmöglichkeit fern universitärer Pflichten schon in Heidelberg virulent war.

„Was ich in Heidelberg mit schmerzlichem Bedauern vorausgesehen hatte, daß ich meiner eigentlichen Lieblingsbeschäftigung, der psychologischen Arbeit, in München werde entsagen müssen, hat sich leider nur zu sehr bewahrheitet. ... Allein es stellte sich immer mehr heraus, daß die Belastung durch Krankendienst und Unterricht, durch Sitzungen und Prüfungen es mir immer schwerer machten, mich in die nachdenklichen Fragen der experimentellen Psychologie zu versenken. Alle Anläufe, der entgegenstehenden Schwierigkeiten Herr zu werden schlugen fehl, und ich mußte mich mit der Hoffnung trösten, vielleicht am Ende meiner Laufbahn, wenn die Bürde des Amtes von mir genommen sein werde, zu meiner alten Neigung zurückkehren zu können" (Hippius, 1983 S. 144f).

Woher genau der Anstoß zur Gründung eines unabhängigen Forschungsinstituts kam, ist heute nicht mehr genau zu ermitteln. Kraepelin selbst schreibt in seinem Aufsatz „ein Forschungsinstitut für Psychiatrie", dass 1912 die Anregung dazu von Friedrich Siemens kam, dem damaligen Leiter der psychiatrischen Landesanstalt in Pommern.[22] Dennoch muss man davon ausgehen, dass die Idee

---

21   Siehe Brief vom 10.10.1920 an Paul Wolters „...Bitte aber um Wahrung der Diskretion wegen meines Namens, da ich von gar zu vielen Seiten angegangen werde..." zitiert in (Salmen, 2000 S. 38)

22   „Auf der Kieler Jahresversammlung des Vereins [Deutscher Verein für Psychiatrie, Anm. AvH] im Jahre 1912 gab Siemens die Anregung zur Errichtung einer psychiatrischen Forschungsanstalt" (Hippius 1983 S. 167)

bei Kraepelin schon lange existierte und dass er spätestens seit seinem USA Aufenthalt 1908 die Möglichkeiten privat finanzierter Institute kennengelernt hatte und den Plan zur Gründung eines eigenen Forschungsinstituts zumindest im Stillen verfolgte.[23] 1911 bemühte sich Emil Kraepelin um den Kontakt zu Adolf von Harnack, dem Präsidenten der im selben Jahr gegründeten „Kaiser Wilhelm Gesellschaft zur Förderung der Wissenschaften", kurz KWG, mit der Übersendung seiner Schrift „Forschungsinstitute und Hochschulen", in der Hoffnung ein psychiatrisches Forschungsinstitut unter dem Mantel der KWG gründen zu können. (Burgmair, et al., 2000 S. 110). Dies war nicht von Erfolg gekrönt und es sollte ein weiteres Jahr vergehen, bevor das Thema wieder aufgegriffen wurde.

„Ich erhielt vom Vorstand [im Jahr 1912, Anm. AvH] den Auftrag, die Angelegenheit [d.i. die Gründung eines Forschungsinstituts für Psychiatrie, Anm. AvH] weiter zu verfolgen; es war geplant, die Hilfe der Kaiser-Wilhelm-Gesellschaft in Anspruch zu nehmen. ... Der notwendige Bauaufwand belief sich ohne die Kosten für den Landerwerb auf 1 1/3 Millionen, während sich die Kosten für den Betrieb auf mehr als eine Viertelmillionen jährlich berechnen ließen. Es war nicht zu verwundern, dass die Kaiser-Wilhelm-Gesellschaft vor solchen Ausgaben zurückschreckte. Dennoch gaben wir die Hoffnung nicht auf, in der einen oder anderen Form [sic!] vielleicht einmal den Plan verwirklichen zu können, von dessen Wichtigkeit mich gerade seine genaue Durcharbeitung besonders überzeugt hatte." (Hippius 1983 S. 168)

In den Jahren 1912 bis 1914 litt James Loeb unter der schwersten und langwierigsten bis dahin vorgekommenen Episode seiner Erkrankung[24] und war daher als privater Stifter nicht ansprechbar. Erst 1915 griff James Loeb die Idee eines Forschungsinstituts für Psychiatrie seinerseits auf, und sicherte in einem Brief vom Dezember des Jahres Kraepelin die Unterstützung mit 40 000 Mark

---

23 „Zu den erfreulicheren Gästen aus Amerika zählte von allem der Großindustrielle Mr. Phipps, den ich 1908 durch Friedrich Müllers Vermittlung kennenlernte. Er hatte den Plan gefaßt, in Baltimore unter der Leitung von Adolph Mayer eine große psychiatrische Klinik zu stiften, und sah sich deswegen unsere Anstalt an." (Hippius, 1983 S. 157), vergleiche auch (Burgmair, et al., 2000 S. 109f)

24 Vgl. „Abriß der Vorgeschichte" Krankheitsbericht 1917

jährlich über 10 Jahre zu. Nach verschiedenen sich anschließenden Gesprächen zwischen Emil Kraepelin und James Loeb konkretisierte sich weiter die Idee, das Forschungsinstitut mit privaten Mitteln zu finanzieren, wobei James Loeb sich zu einer Stiftung von ½ Millionen Mark verpflichtete, sofern es Emil Kraepelin gelänge, weitere 1,5 Millionen Mark von andern Stiftern aufzutreiben (Burgmair, et al., 2000 S. 112).

Dabei fungierte James Loeb nicht nur als Initiator der Stiftung mit erheblichen eigenen Mitteln, sondern nutzte seine vielfältigen Kontakte in die internationale Hochfinanz zur Vermittlung von Gesprächen für Emil Kraepelin, damit dieser seine Idee vortragen und bewerben konnte. Außerdem kümmerte sich James Loeb persönlich um die Unterstützung des Forschungsinstituts bei seiner großen und überaus reichen amerikanischen Verwandtschaft.

Auf diesem Weg und durch die Garantie der Stiftungssumme von Loeb konnte Emil Kraepelin Gustav Krupp von Bohlen und Halbach als weiteren Stifter gewinnen, ebenso wie den Stahlmagnaten Eduard Arnhold (Weber, 1991 S. 81).

Im Laufe des Jahres 1916 fanden sich trotz des tobenden Ersten Weltkriegs zunehmend mehr Stifter auf deutscher wie amerikanischer Seite, die sich mit weiteren großen Summen an der Gründung der Forschungseinrichtung beteiligten. Namentlich zu nennen sind dabei der Amerikaner Alfred Heimsheimer, ein Vetter James Loebs, und der Aufsichtsratsvorsitzende der Bayer AG, Henry v. Böttinger.

Als die erforderliche Stiftungssumme von 1,7 Millionen Mark zustande gekommen war, konnte die „Deutsche Forschungsanstalt für Psychiatrie" ins Leben gerufen werden. „Die formale Gründung der „Deutschen Forschungsanstalt für Psychiatrie" erfolgte am 13. Februar 1917 im bayrischen Staatsministerium des Inneren für Kirchen- und Schulangelegenheiten, nachdem König Ludwig III. seine Genehmigung erteilt hatte." (Burgmair, et al., 2000 S. 114)

In den folgenden Jahren bemühte sich Kraepelin weiter, die DFA auf feste Füße zu stellen. Zunächst nahm sie in der Universitätsklinik für Psychiatrie ihre Arbeit auf. In fünf Abteilungen verpflichtete Kraepelin namhafte Psychiater wie Franz Nissl, Walther Spielmayer, Felix Plaut oder Ernst Rüdin als Abteilungsleiter. Dennoch waren die ersten Jahre gekennzeichnet von Personalschwierigkeiten und der Schwierigkeit, geeignete Räume nutzen zu können, da die Universität nur widerstrebend Platz- und Personalressourcen zur Verfügung stellte. Außerdem musste die Finanzierung in der Nachkriegszeit neu organisiert werden, da ein großer Teil der Stiftungsgelder in Staatsanleihen investiert worden war, die im Wert massiv gesunken waren.

Dabei blieb die hohe persönliche Motivation Kraepelins, die deutsch Forschungsanstalt nicht nur am Leben zu halten sondern voranzubringen, ungebrochen. 1919 schreibt er dazu in seinen Memoiren: „Hier war es gerade die Forschungsanstalt, die es mir gestattete, wenigstens für Stunden das Leid um mich zu vergessen." (Hippius, 1983 S. 216)

Nach seiner Genesung engagierte sich auch James Loeb wieder zusehends für die Forschungsanstalt und sicherte nicht nur wiederholt eigene Gelder zu, sondern gewann abermals amerikanische Verwandte und Freunde zu neuerlichen Stiftungseinlagen. Außerdem stellte James Loeb der Forschungsanstalt ein großzügiges Haus am Bavariaring 46 zur Verfügung, in der die Labore und Versuchsräume, sowie eine Direktorenwohnung für Kraepelin untergebracht werden konnten. Das war vor allem erforderlich geworden, weil Emil Kraepelin nach seiner Emeritierung 1922 nicht nur seine Dienstwohnung in der Psychiatrischen Universitätsklinik in der Nußbaumstraße 7 verlor, sondern auch das Recht der Nutzung der Klinikräume für seine Forschungsanstalt, da dieses Recht an die Personalunion des Institutsleiters und des Ordinarius für Psychiatrie gebunden gewesen war (Burgmair, et al., 2000 S. 118f).

Um das Fortbestehen der DFA dauerhaft zu sichern, bemühte sich Emil Kraepelin ab 1923 wieder verstärkt darum, die Forschungsanstalt der Kaiser-Wilhelm-Gesellschaft einzugliedern. Unter Vermittlung von Krupp und Loeb erreichte er 1924 die Angliederung an die Kaiser-Wilhelm-Institute, was eine dauerhafte Sicherung des Bestehens und der Finanzierung der DFA sicherte (Weber, 1991 S. 77).

Später vermittelte James Loeb für Emil Kraepelin auf dessen USA Forschungsreise noch den Kontakt zur Rockefeller-Foundation, die ihrerseits einen erheblichen Betrag zur Errichtung eines eigenen Institutsgebäudes stiftete (Burgmair, et al., 2000 S. 119).

Die Fertigstellung dieses Gebäudes 1928 sollte Emil Kraepelin nicht mehr erleben. Er konnte sich aber zum Ende seiner Lebenszeit hin seiner Herzensangelegenheit, dem Ausbau und Fortbestehen einer Forschungsanstalt für Psychiatrie, gewiss sein.

2 Material und Methoden

2.1 Quellen

2.1.1 Die Akte von 1917

Der „Krankheitsbericht des Herrn J. Loeb" ist ein handschriftlich verfasstes Protokoll über eine Krankheitsphase von James Loeb im Zeitraum zwischen dem 24. Januar und dem 29. April des Jahres 1917. Das Dokument umfasst 104 fortlaufend beschriebene Seiten eines in schwarzes Papier gebundenen Heftes und beschreibt in Tag- und Nacht-Berichten getrennt, das Befinden, die angewandten therapeutischen Maßnahmen, sowie das Ess- und Defäkationsverhalten des Patienten. Einzelne Abschnitte geben wörtlich den Redefluss von James Loeb wieder und beschreiben sehr genau sein Verhalten und seine Motorik sowie seine Reaktionen auf äußere Einflüsse und lassen daher sehr gut Rückschlüsse auf das Krankheitsgeschehen zu.

Im Wesentlichen sind anhand des Sprachduktus, der Ausführlichkeit und Genauigkeit des Berichtstils wie auch des Schriftbildes drei verschiedene Protokollanten auszumachen. Der überwiegende Teil des Berichtes wurde von einer Mitarbeiterin Kraepelins in lateinischer Schrift und mit großer Sorgfalt verfasst, zwei weitere Protokollanten nutzen das damals immer noch weit verbreitete Sütterlin und beschreiben das Krankheitsgeschehen in unterschiedlichen Ausführlichkeitsgraden, aber deutlich knapper und nicht so exakt wie die erstgenannte Referentin. Das Geschlecht der anderen Protokollanten geht aus dem Bericht nicht zwingend hervor.

Die Beschreibungen enden in dem gebundenen Heft am 29. April 1917. Im Archiv der Psychiatriehistorischen Sammlung der LMU findet sich auf einem linierten Loseblatt eine Fortsetzung des Berichts über einen weiteren Tag. Dabei ist hier ein weiterer Referent anhand des Schriftbildes abzugrenzen. Auf diesem Blatt sind aber lediglich Urinmengen und Schlafdauer vermerkt, daher wird diese Forstsetzung nicht weiter zur Interpretation des psychischen Krankheitsgeschehens herangezogen.

In allen Teilen wird der Berichtstil aufrecht erhalten, d.h. es werden weder Diagnosen gestellt noch Kommentare zur Therapie niedergeschrieben, lediglich

© Springer Fachmedien Wiesbaden GmbH, ein Teil von Springer Nature 2019
A. von Hirsch, *Emil Kraepelin und die Krankheit von James Loeb*,
https://doi.org/10.1007/978-3-658-27642-3_2

der Bericht mit Diagnose und Therapievorschlägen des zugezogenen Spezialisten Dr. Kielleuthner für die organische Erkrankung Loebs, eine Blasenerkrankung, wird zitiert und als Zitat kenntlich gemacht.

Art und Form des Berichts, sowie die wiederholten und regelmäßigen Nennungen der „Consultationen Geh. Rat Kr. / H. Geheimrat Kräpelin" (z.b. KB 8.2. oder 17.3.) und die Beschreibung des Verhaltens des Patienten bei denselben legen nahe, dass kein Teil des Dokuments von Kraepelin persönlich verfasst wurde. Zudem differiert das Schriftbild Kraepelins zu den Schriften derer, die den Bericht verfasst haben, augenfällig.

Auch wenn es sich bei dem Bericht um kein Kraepelin Autograph handelt, ist dies ein Original-Dokument von hohem wissenschaftlichen Interesse, da hier nicht nur minutiös eine manische Phase einer Bipolaren Störung bei einem bedeutenden Patienten beschrieben wird, sondern auch die Behandlungsmethoden und –möglichkeiten von 1917 nachvollziehbar sind. Da James Loeb Privatpatient bei Emil Kraepelin war, und dieser der führende Psychiater seiner Zeit war, der die Universitätspsychiatrie in München wissenschaftlich auf modernstem und höchstem Standard betrieb, beschreibt der Bericht den status quo einer Lege-Artis-Behandlungsmethode bei manischen Patienten in der Zeit des Ersten Weltkriegs.

2.1.2   Briefe

Die Briefe an und von Emil Kraepelin oder James Loeb, vor allem der Briefverkehr zwischen den beiden, sind wichtige Zeugnisse der zeithistorischen Überlegungen zur Gründung, Aufstellung, personellen Besetzung und Finanzierung der Deutschen Forschungsanstalt für Psychiatrie. Auch das von Vertrauen geprägte, herzliche Verhältnis der beiden Männer zueinander ist vor allem aus deren Briefen herauszulesen. Zudem sind die Briefe Loebs an Kraepelin mit Selbstbeschreibungen zu seinem Befinden der Kern der Beschreibungen des weiteren Krankheitsverlaufs.

Auch Briefe Dritter z.B. über das Befinden Loebs sind mitunter wichtige Zeitzeugen und werden zur Darstellung einzelner Sachverhalte herangezogen.

Dabei werden die Originale der Briefe in verschiedenen Archiven geführt. Vor allem sind dabei zu nennen das Archiv der Psychiatriehistorischen Sammlung der Universitätsklinik für Psychiatrie der LMU in der Nußbaumstraße in München, die Archive der Familie Warburg (Privatarchiv der Familie, Hamburg; Warburg Institute Archive, London) und das Hauptarchiv des Max Planck Instituts für Psychiatrie (Ehemals Deutsche Forschungsanstalt für Psychiatrie). Sofern die in dieser Arbeit zitierten Briefe bereits editiert wurden, wird in dieser Arbeit auf die Edition verwiesen.

2.1.3   Andere Originaltexte

Eine hilfreiche Quelle waren ebenfalls die Lebenserinnerungen Kraepelins sowie . zeitgenössische Aufsätze von ihm. Es ist bekannt, dass James Loebs als Stifter und Wohltäter gerne im Hintergrund blieb, zudem war er ebenfalls auch damals schon bekanntermaßen Kraepelins Patient, daher ist es der Diskretion Kraepelins geschuldet, dass James Loeb in Kraepelins Lebenserinnerungen nur kryptisch erwähnt wird.

Das zum Entstehungszeitpunkt der Akte gültige Beamtengesetz galt ab 1908. Diesem unterlag die Personalpolitik der Universitätsklinik, namentlich die Form des Anstellungsverhältnisses von Frauen in öffentlichen Ämtern. Daher wurde der Gesetzestext beim Kapitel in dieser Arbeit „4.5.1.1. Toni Kraepelin" herangezogen.

2.1.4   Personalakten der Ludwig-Maximilians-Universität

Über das Personal der Psychiatrischen Klinik geben die Personen- und Studentenverzeichnisse 1826-1946 Auskunft, die im Archiv der Ludwig-Maximilians-Universität München in volldigitalisierter Form vorliegen. Darüber ließen sich vor allem das in der Krankenakte genannte medizinische Personal, und die konsultatorisch tätigen Professoren ermitteln, die in der Zeit von 1917 James Loeb betreut haben.

2.2   Literatur

In der Zeit nach dem Zweiten Weltkrieg schwand das Interesse an der Geschichte der Psychiatrie und deren herausragenden Vertretern. Dies hängt auch zusammen mit den teilweise unrühmlichen Rollen, die die Psychiatrischen Anstalten und Irrenärzte in der Krankentötung in der Zeit des Nationalsozialismus gespielt haben.

Seit den späten achtziger Jahren stieg das Interesse an Emil Kraepelins Werk und dem Einfluss seiner Nosologie auf die heutige Psychiatrie wieder erheblich, was sich auch in einer Reihe von Publikationen zu seinem Werk und seiner Person niederschlug. Dabei hält das Interesse an Emil Kraepelin bis heute unvermindert an.

Zu James Loeb gibt es bedeutend weniger Literatur, was auch damit zu tun hat, dass im Nationalsozialismus gezielt versucht wurde, das Gedenken an ihn zu verhindern – so wurde z.B. die Informationstafel in der Antikensammlung, der er große und wichtige Stücke seiner Privatsammlung vermacht hatte, entfernt und die Sammlung auseinandergerissen.

Außerdem blieb James Loeb als Stifter und als Person gerne im Hintergrund bis hin zur Anonymität, so dass die wichtige Rolle, die James Loeb z.B. als Stifter bei der Gründung der Forschungsanstalt für Psychiatrie innehatte, erst wieder herausgearbeitet werden musste.

Zur Krankheit von James Loeb und der Behandlung durch Emil Kraepelin gibt es bis heute keine eigene Publikation, wenn auch in nahezu allen Veröffentlichungen über James Loeb auf eine psychische Erkrankung hingewiesen wird.

2.3   Ärztliche Schweigepflicht

Alle Patientendaten unterliegen grundsätzlich der ärztlichen Schweigepflicht. Die ärztliche Schweigepflicht besteht über den Tod des Patienten hinaus. Geschützt sind die Rechte des Patienten auf Verschwiegenheit durch das deutsche Strafgesetzbuch §203. Unter die Schweigepflicht fallen alle Informationen, die dem Geheimnisträger in seiner beruflichen Eigenschaft bekannt wurden. Nach dem Tod des Patienten ist dessen mutmaßlicher Wille zu erforschen, wenn es um die Offenbarung von ärztlichen Informationen geht.[25]

Bei dem vorliegenden Fall, der Veröffentlichung eines Krankenberichts von 1917, kann man folgende Annahmen machen und von folgenden Tatsachen ausgehen:

Die Verletzung der ärztlichen Schweigepflicht ist ein Anzeigendelikt. Anzeige erstatten können Betroffene und deren Angehörige. James Loeb war kinderlos, daher gibt es keine Personen, die von einer Offenbarung des Inhaltes der Krankenakte heutzutage betroffen wären.

Der behandelnde Arzt, Emil Kraepelin, ist eine historische Person öffentlichen Interesses. Dasselbe gilt für den Patienten James Loeb.

Ein Großteil der stifterischen Aktivitäten James Loebs sind durch sein persönliches Leben und Erleben geprägt, daher ist die genauere Kenntnis seiner Erkrankung, deren Existenz auch zu Lebzeiten bekannt war, und die den Lebens- und Arbeitsstil und Wirkungskreis von James Loeb entscheidend geprägt hat, von allgemeinem Interesse.

Die Krankenakte von 1917 ist ein hervorragendes und vor allem einzigartiges Dokument zur Lege Artis Behandlung inklusive Psychopharmakotherapie bei psychiatrischen Patienten der späten Kaiserzeit.

Und zuletzt kann man von einer grundsätzlichen Offenheit von James Loeb persönlich ausgehen, was die Bekanntheit seiner Erkrankung angeht, da er selbst zu seiner Stiftungsmotivation für die Deutsche Forschungsanstalt für Psychiatrie an Emil Kraepelin am 18.12.1915 schrieb: „… Ein Mensch, der wie ich, schon fünf Mal seinen Weg durch das Tal des Schattens des Todes mit Angst & Not finden musste hat die Pflicht Anderen diesen Weg … zu ebnen…" (zitiert in: (Burgmair, et al., 2000 S. 107))

---

25 Eine gute Zusammenfassung dessen, was unter die Verschwiegenheitspflicht fällt, und welche Rechte und Pflichten damit verbunden sind, ist die Zusammenfassung „Die ärztliche Schweigepflicht", veröffentlicht von der Ärztekammer Berlin, 2007

Auch wenn der hier veröffentlichte Bericht über die Krankheitsphase von James Loeb im Frühjahr 1917 an vielen Stellen entblößend erscheint, ist der Bericht niemals entwürdigend.

Der Einschätzung, dass dem Ansehen der Person James Loebs kein Schaden zugefügt wird, dafür aber ein wichtiger weiterer Baustein der wissenschaftlichen Beurteilung seiner Person zugefügt werden kann, sowie der Tatsache, dass die Krankenakte an sich ein Dokument von großem medizinhistorischen Interesse ist, folgt auch die Ethikkommission der Ludwig Maximilians Universität, die die Veröffentlichung des „Krankheitsberichts den Herrn J. Loeb" von 1917 als unbedenklich hinsichtlich der Persönlichkeitsrechte des Patienten einstufte.[26]

2.4   Die Erfassung und Beurteilung von Daten

Um das in dem Krankenbericht von 1917 beschriebene Krankheitsgeschehen tabellarisch und graphisch aufzuarbeiten, wurden die Beschreibungen von James Loeb in den Monaten Januar bis April 1917 einer nummerischen Kategorisierung unterzogen. Dafür wurde eine Klassifikation von 3 = schwer maniform bis -3 = schwer depressiv durchgeführt. Dabei sind die Beschreibungen innerhalb der Akte bei den jeweiligen Referenten sehr unterschiedlich ausführlich und im Sprachduktus auch schwer in Einklang zu bringen. Da es sich um einen reinen Bericht handelt und dieser teilweise auch rückblickend über mehrere Tage verfasst wurde,[27] ist die Darstellung vermutlich an einigen Stellen verzerrt. Außerdem lassen die zum Ende des Berichts sehr verkürzten Beschreibungen einzeltageweise nur Vermutungen über die Stimmungs- und Erregungslage des Patienten zu. Daher ist die nummerische Kategorisierung vor allem eine rückblickende Interpretation des Berichts ohne Anspruch auf wissenschaftliche Eindeutigkeit. Die auf diese Weise gewonnen Daten dienen vor allem einer graphischen Trenddarstellung.

---

26   Schreiben der Ethikkommission der LMU an Prof. Dr. Norbert Müller vom Januar 2013
27   Vereinzelt gibt es den Hinweis „Nachschrift", oder Aufzeichnungen zu den Tagen „Nach Bericht"

2.4.1   Beispiele aus dem Bericht, die zu den Kategorisierungen von 3 Maniform, bis -3 Depressiv führen

An dieser Stelle werden einige Zitate aus dem Bericht exemplarisch herangezogen. Bei der Kategorisierung war Dr. Larissa de la Fontaine die beratende Psychiaterin. Die Daten, die den Zitaten vorangestellt sind, sind die Daten aus dem Krankheitsbericht von 1917

Kategorie 3: Schwer Maniform

5.Februar: „Sehr große Erregung, Bewusstseinstrübung, Neigung zu Gewalttätigkeit. Reißt die Träger der Badewanne plötzlich heraus, als er e. Einlauf von Dr. D. bekommen soll, rast sine sine in der Badestube umher, will den Wasserkrug zu andern Zwecken benutzen, glaubt seine Verwandten im Telephon reden zu hören, sieht ihre Pelze im Gang hängen"

13. Februar: „schließlich so heftig erregt, daß er nur noch sinnlose Silben und Klangassoziationen herauszubrüllen vermag. Klappert mit den Augenlidern, wälzt die Zunge, fletscht die Zähne, trommelt, klopft, schlägt, deckt sich ab"

28. Februar: „Erschrickt, als er einen Ring sieht, - „um Gottes willen nicht!", hat dabei ängstlichen Gesichtsausdruck. Als er draußen Schritte hört, plötzlich ganz ekstatisch, erschüttert, breitet die Arme aus, ruft mit schluchzender Stimme, „da ist sie, meine gute Mutter!""

19. März: „zeitweise starke Erregung mit starken Muskelaktionen"

29. März: „es kommt eine sehr starke Erregung während er Stuhl hat und dabei 100ccm spontanen Harn entleert. Dann zu Bett gebracht tobt er weiter"

5.April: „Abends hingegen wieder starker Erregungszustand mit lautem Geschrei"

Kategorie 2: stärker maniform

31. Januar: „Will nach dem Thee weder in´s Bett noch in´s Bad trotz allen Zuredens; steigende Erregung, läuft im ganzen Haus herum, knipst die Lichter, spielt abgerissene Melodien auf Klavier und Harmonium"

14. Februar: „fingert an der Stirn herum, macht allerlei geheimnisvolle („kabalistische") Zeichen. Vermag Gehörtes einigermaßen aufzufassen, bei etwas längeren Sätzen aber sofort durch den Wortklang zu abschweifenden Assoziationen verleitet"

11. März: „redet unaufhörlich, nicht zu fixieren. Versucht aus Bett und Bad heraus zu steigen, sobald er eine Minute allein gelassen wird"

5. April: „spricht wieder völlig wirr und ohne Unterbrechung, aber mit ruhiger Stimme, die nur wenig durch kurzes Schreien unterbrochen wird"

Kategorie 1: etwas maniform

6. Februar: „gewöhnlichen Erscheinungen der psychomotorischen Erregung mit vorübergehenden leichten Bewußtseinstrübungen"

7. März: „Mittags gelegentlich des Mittagessens etwas aufgeregter"

20. März: „Ist leidlich ruhig mit nur kurzen geringen Exzitationen"

18. April: „viel wirres Sprechen aber ohne Erregungszustände"

Kategorie 0: euthym

22. Februar: „Zeitweise völlig klar, besonnen und geordnet, beklagt sich über die „schrecklichen Torturen", wundert sich über seine große Müdigkeit"

13. März: „Pat. erwacht sehr ruhig, spricht kurze Sätze in logischer Gedankenfolge, wünscht ohne Aufforderung "guten Morgen""

31. März: „Spricht mit gänzlich veränderter, natürlicher Stimme, ist etwas reserviert; hat vollständige Krankheitseinsicht, erkundigt sich nach dem Datum, frägt jeden einzelnen seiner Umgebung nach seinem Befinden. Zeigt Interesse für die Forschungsinstitutsangelegenheiten, läßt sich berichten, vermag ruhig zuzuhören und zu folgen"

4. April: „Morgens gut concentriert, spricht ganz vernünftig frühstückt"

23. April: „schweift nicht vom Thema ab. Kein Hang zu fortwährendem Sprechen"

Kategorie -1: etwas depressiv

8. Februar: „Ruhiger, sehr matt und hinfällig, fühlt sich wie gelähmt"

13. März: „Pat ist verhältnismäßig sehr ruhig + trüber gestimmt, lacht nicht"

7. April: „liegt deprimierter Stimmung zu Bett"

19. April: „Mißmutig, gedrückt klagt über Mangel an Energie, macht mißtrauische Bemerkungen"

Kategorie -2: stärker depressiv

17. April: „In der Stimmung ist er deutlich deprimiert"

Kategorie -3: schwer depressiv

Nicht vergeben

3 Abschrift des historischen „Krankheitsberichts des Herrn James Loebs" von 1917

In der folgenden wörtlichen Abschrift wurde die dort benutze Rechtschreibung beibehalten. Einzelne, im Original nicht lesbare Wörter sind mit Leerstellen, also „…" gekennzeichnet. An der Schrift nachvollziehbare Referentenwechsel sind in dieser Abschrift mit in eckige Klammern gesetzten Schriftbeschreibungen gekennzeichnet, z.B. „[Sütterlinschrift A]".

[lateinische Schrift]

Krankheitsberichte des Herrn J. Loeb

Abriß der Vorgeschichte: S. Stammtafel u. Diagramm!
Bericht von Frau Dr. H.:
1891 schwere Gehirnerschütterung durch Sturz vom Pferde, längere Bewusstlosigkeit.
Frühere Anfälle (m) 1893, 95, 97, Herbst 1900, Herbst 1903 – April 1904, Februar 1905 – August 1905 (sämtlich in Amerika). Übersiedlung nach Deutschland im Juli 1905. Dann nur kleinere Erregungszustände bis 1912. Dauer bis November 1914: 3 Monate lang starke Erregungszustände, nach Abklingen Depression mit Suizidneigung (von Ende Mai an). Seither i.a. gesund. Beginn der Erkrankungen ohne sichtbare äußere Ursache, doch meist ausgelöst durch „Überarbeitung", Reisen, Gemütsbewegungen (Tod des Vaters bzw. des Bruders): Heredität!
1917: Anfang Januar Reise nach Hamburg u. Berlin, intensive politische Betätigung im Sinne der Friedensvermittlung u. aufgrund finanzieller Erwägungen. Sehr unruhiges Leben, Berührung mit außerordentlich vielen verschiedenartigen Menschen, Problemen u. Bestrebungen.
Anstoß: Besuch des Geheimrat B., der P. [P. = Patient, Anm. AvH] Vorhaltungen wegen des angeblich deutschfeindlichen Verhaltens seiner Firma in Amerika machte, darüber sehr aufgebracht u. verletzt.

© Springer Fachmedien Wiesbaden GmbH, ein Teil von Springer Nature 2019
A. von Hirsch, *Emil Kraepelin und die Krankheit von James Loeb*,
https://doi.org/10.1007/978-3-658-27642-3_3

Conferierte in den letzten Tagen in angestrengter Weise mit einigen Berliner Herren in Sachen der Aufklärung über Deutschlands Politik in Amerika, fühlte sich danach sehr erregt und müde.

17. Januar: Übersiedlung nach Murnau, dort 8 Tage lang ganz gutes Befinden. eines Abends Eintreffen einer großen Sendung von Photographien der amerikanischen Verwandten, die sehr erregend wirkten u. eine schlaflose Nacht zur Folge hatten.

Mittwoch, 24. Januar (nach Bericht):

[„nach Bericht" heißt hier: Aufzeichnung auf Basis des Berichtes Dritter, Anm. AvH]

P. nachmittags sehr unruhig, erregt, verwirrt. Verkennt Personen, halb spielerisch, redet den Pfleger als Heiligen an, glaubt im Bett schon im Bad zu sein etc. Sucht sich, als Dr. D. kommt gewaltsam zu beherrschen, was aber nicht gelingt; schlägt auf den Tisch, zerrt an der Decke, spuckt das Luminal aus. Bekommt 0,0006 Hyoscin, ohne von der Injection im Bad viel zu merken. Nach kurzer Zeit im Bad Schlaf bis gegen 9 Uhr früh.

Donnerstag, 25. Januar:

Begrüßt Ref. sehr freundlich, hat unaufhörlichen Rededrang. Ideenflucht. Subjectives Wohlbefinden, klagt etwas über Trockenheit im Halse, gibt dem Luminal ("Laminul") schuld. Krankheitsgefühle vorhanden, schiebt seinen Zustand auf Überarbeitung u. auf die amerikanischen Bilder. Raucht fast ohne Unterbrechung; Händezittern, congestioniertes Aussehen, leichtes Zucken um den Mund, stoßweises Atmen. 1000 Wünsche, läßt alle Fenster aufreißen, da es ihm zu heiß ist. Neigung zu Zitaten, Klangassoziationen, Reden in fremden Sprachen, bes. englisch; Unfähigkeit, zuzuhören. Ungeduldig und reizbar, beruhigt sich aber im Bad. Z.T. Correktur der gestrigen Ideen, Fortbestehen der Neigung zu symbolischen Umdeutungen, Occultismus, Telepathie, die Judenfrage, Kabalistik u.ä. spielen in den unausgesetzten Reden immer eine große Rolle. Stimmung euphorisch, gespannt. Nachmittags 2 Stunden Bad, 0,5g Veronal.

Freitag, 26. Januar:

Nachts garnicht geschlafen, bekommt 0,5g Veronal. 2g Brom u. wieder mehr-
stündiges Bad. Sehr starker Rededrang mit großer Ablenkbarkeit, Beschäfti-
gungsdrang geringer. Beim Frühstück congestioniert, geladen, geht im Zimmer
umher, klagt über Hitze, reißt die Fenster auf, hat stets neue Wünsche; bleibt bis
Mittag im Bad. Nachmittags etwas ruhiger und geordneter: Findet zuweilen
wieder zum Thema zurück, äußert selbst, daß er ruhebedürftig sei, versucht einige Sekunden zu schweigen. Andauerndes Rauchen. Bei Berührung der semiti-
schen Frage u. bei politischen Dingen wieder sehr erregt, schlägt auf den Tisch,
entschuldigt sich dann gleich für seine Heftigkeit. Bisweilen Neigung zu Gesprächen perversen Inhaltes, Heiratsgedanken. Allein gelassen, stellt P. die Möbel im
Zimmer um, kramt Schubladen aus; bleibt aber, unter Klagen über d. Hitze, im
Bett, solange jemand bei ihm sitzt. Leichtes Rasseln beim Atmen. Abends ziemlich ruhig und geordnet, sitzt etwas im Lehnstuhl auf, lenksam. Spricht mehr im
Conversationston anstelle des ununterbrochenen einförmigen Redens, vermag
etwas zuzuhören, möchte vorgelesen und erzählt bekommen. Außerordentlich
liebenswürdig und besorgt, bittet wiederholt um Verzeihung für seine Ungeduld,
schickt Frau Dr. schlafen, weil sie so nervös sei. Nimmt diesmal ohne weitere
Erkundigungen widerspruchslos 1,0g Veronal.

Samstag, 27. Januar:

Sehr gut bis morgens durchgeschlafen, ist heute früh ruhiger. Nimmt 1g Bromnatrium, unterhält sich sehr liebenswürdig, fühlt sich aber völlig gesund, wie
neugeboren und erleuchtet, möchte aufstehen und spazierengehen. Nachmittags
bei Consultation von Geh. R. Kr. außer Bett, leidlich geordnet, spricht viel vom
psychiatrischen Forschungsinstitut u. von der Indianerforschung, macht allerlei
Pläne. Vorübergehende Aufwallung, als Pat. das Musizieren verboten wird, hat
sichtlich große Mühe, sich zu beherrschen. Umzug in´s „G´schlaf" –
Gewicht: 96,7 kg.

Sonntag, 28. Januar (nach Bericht):

Leidlich verlaufener Tag mit nach Vorschrift durchgeführter Tageseinteilung.

Montag, 29. Januar:

P. steht zum Thee auf, sehr liebenswürdig, guter Stimmung, doch noch deutliche motorische Unruhe, Reizbarkeit, Ungeduld. Lenksam, geht gern in's Bad, schläft leidlich mit 1,0 Veronal.

Dienstag, 30. Januar:

Ziemlich unveränderter Zustand. Nachmittags Spaziergang, will nicht umkehren, unterhält sich andauernd trotz Steigung. Zahlreiche Klangassoziationen. Sucht die Zeit des Aufseins möglichst zu „strecken". Schläft unruhig mit mehrmaligen Unterbrechungen, wird durch Aufstoßen („Gase"), sehr geplagt, wendet aromatisches Ammoniak dagegen an. Bekommt 1,0 Veronal.

Mittwoch, 31. Januar:

Morgens Status idem. Nach Tisch 1-stündiger Spaziergang im Schnee, weglos und etwas beschwerlich. Sehr liebenswürdig u. angeregt. Große Freude an der Natur u. dem schönen Besitz; geordnete Unterhaltung, Zurücktreten der Ideenflucht, bleibt zum 1. Mal wieder in der Hauptsache bei der Stange, hört zu. Leutselige und interessierte Unterhaltung mit den Holzfällern, Beobachtung von Tierspuren im Schnee, Plänemachen. Durch das Steigen sehr angestrengt, atmet schwer, schwitzt; Krankheitsgefühl, doch noch ohne Krankheitseinsicht. Plötzliche heftige Erregung und Produktion beleidigender Ausdrücke bei Erwähnung des Königs im Zusammenhang mit der Säuglingsfürsorge. - Will nach dem Thee weder in's Bett noch in's Bad trotz allen Zuredens; steigende Erregung, läuft im ganzen Haus herum, knipst die Lichter, spielt abgerissene Melodien auf Klavier und Harmonium; wird misstrauisch, daß Ref. schon so früh zur Bahn fahre, dann wieder <u>sehr</u> liebenswürdig und ritterlich.

Donnerstag, 1. bis Samstag, 3. Februar (nach Bericht):

Langsam zunehmende Verschlechterung. Steigende motorische Unruhe, Widerspruchsgeist, Unberechenbarkeit. Unruhiger Schlaf infolge von starken Diarrhoen, die wohl durch hastiges u. unregelmäßiges Essen verursacht sind.

<u>-Samstag</u>: Consultation G. R. Kr.,

Anordnung von Spazierfahrten anstelle der offenbar zu anstrengenden Spaziergänge.

Sonntag, 4. Februar:
Mißglückte Schlittenfahrt/Deichselbruch, durch die der Aufenthalt im Freien stark verlängert wird; sehr schlechter Schlaf.

Montag, 5. Februar:
Sehr große Erregung, Bewusstseinstrübung, Neigung zu Gewalttätigkeit. Reißt die Träger der Badewanne plötzlich heraus, als er e. Einlauf von Dr. D. bekommen soll, rast sine sine in der Badestube umher, will den Wasserkrug zu andern Zwecken benutzen, glaubt seine Verwandten im Telephon reden zu hören, sieht ihre Pelze im Gang hängen. - Tenesmen vonseiten des Darms u. d. Blase. Muß gegen 5 h p.m. 0,001 Hyoscin bekommen (Dr. D.), schläft dann fest bis gegen 12 h nachts, von da ab unruhiger bis gegen Morgen. – Bekommt einen Nachtpfleger aus der Klinik.

Nachbericht (Nothafft) vom 5./6.: „Bis ¾ 12 h gut geschlafen, dann wach, ist überrascht, daß auf einmal ein Pfleger da ist, fragt, wer das ohne sein Wissen angeordnet habe, und was los sei. Glaubt, daß Verwandte gestorben seien, verlangt Trinkwasser. Bis 3 ¼ wieder gut geschlafen, dann wach, geht 2 x auf den Abort; reichliche Urin- u. Stuhlentleerung. Verlangt Zigaretten, raucht 3 Stück, wäscht sich 2 x, spült den Mund, fragt öfters, ob es wirklich Nacht wäre, überzeugte sich erst durch Aufziehen des Rollladens; fragt öfters wie viel Uhr es ist, kann sich gar nicht enträtseln, daß ein Pfleger da ist, meint, er brauche niemand, zeigte etwas erregte Stimmung. Ich sagte, „Herr L., ist gut, ich fahre früh weg nach München in die Klinik". – wollte es dann nicht haben, sondern meinte er wäre froh, etwas Unterhaltung zu haben. Ließ sich die Fenster öffnen, da er Luft brauche, sprach viel, wurde aber dann zutraulicher und netter und schlief schließlich ab 4 ¼ h ruhig bis 7 Uhr früh.

Dienstag, 6. Februar:
Bis Nachmittag leidliches Befinden unter den gewöhnlichen Erscheinungen der psychomotorischen Erregung mit vorübergehenden leichten Bewußtseinstrübungen. Starkes Hervortreten der Heiratsgedanken und der „kabalistischen" Neigungen. Fortwährende spielerische Beschäftigung mit der Symbolik des Alphabetes, zahllose Reminiscenzen und Anknüpfungen an die Familie, wobei bisweilen der Gedanke auftaucht, daß ein Glied der Familie „vorgestern" gestorben sei, ein

anderes sich sicher im Hause befinde und ihm nur vorenthalten werde. Die Hauptrolle in dem Gedankenkreis des P. spielt immer und überall seine Lieblingsschwester Nina und deren Angehörige. Bei Erwähnung der Familienangehörigen, mit deren Bildern P. einen mystisch-ekstatischen Kult treibt, bisweilen Umschlag in tieftraurige Stimmung mit Weinen und Schluchzen, die ebenso plötzlich der gewohnten Euphorie Platz macht. Mit Schwester B., seiner weitläufigen Verwandten („Ururnichtchen") freundet P. sich sehr an, meint aber, sie mache ihn „sentimental", da sie ihn zu sehr an seine Schwester erinnere und schickt sie deshalb öfters weg. Ref. gegenüber immer sehr liebenswürdig und verbindlich, lenkt das Gespräch häufig auf die Psychiatrie und ähnliches, hält sich selbst aber jetzt für völlig gesund.

- Gegen Abend Herausspringen aus dem Bett, wirft einen Mantel über den Kopf, schaukelt auf der Waage, tanzt herum, verwickelt sich in die Vorhänge; bekommt 1 Spritze Hyoscin, ohne Widerstand.

<u>Nachtbericht</u> vom 6./7.: (Notthafft): Nach der Injection starkes Würgen, Prusten, Brechreiz, dann allmähliche Betäubung, sehr unruhiger Schlaf mit Herumwühlen, Fingern, Stöhnen, Schnarchen, ½ 11- ¾ 12 Uhr geschlafen, ging dann im Halbschlaf auf's Closet, sehr unsicher und taumelig; ebenso um ¾ 1 Uhr. Um 1 ¼ h wieder auf's Closet, etwas kräftiger und ruhiger, ging dann wieder in's Bett, klagte über Müdigkeit und schlief bis 4h vorzüglich, ruhig und gut. Dann wieder auf's Closet, verlangte zu Rauchen, wäscht sich und spült den Mund, verlangt allein zu sein. Herr L. bot mir im Schlafzimmer seinen Stuhl an, um auszuruhen, war <u>sehr</u> nett und liebevoll, dauerte 25 Minuten; ging dann wieder in's Bett bis 5 Uhr, stieg dann fortwährend aus dem Bett, ging in andere Zimmer, öffnet die Türen und Fenster, sehnt sich nach frischer Luft. Er nimmt viel Getränk zu sich, spricht viel, macht allerlei Darstellung von Mond und Sternen; kam um ½ 6 in's Bad, wurde etwas ruhiger, um ½ 7 in's Bett. Steigt dann wieder mehrmals heraus ohne laut zu sein. Urin und Stuhlgang in Ordnung.

Mittwoch, 7. Februar:
Sehr wenig befriedigendes Befinden! Morgens nüchtern 1 Esslöffel Ricinusöl, danach reichliche Entleerungen, Klagen über Leibschmerzen. Den ganzen Tag über stark erregt u. verwirrt, gelegentlich paranoide Ideen. Hält die Personen nicht mehr richtig auseinander, scheint zeitweilig zu hallucinieren (Gehör). Un-

aufhörliche pathetische u. verschnörkelte Bewegungen, Niederknien, beten, Lamentationen in englischer und hebräischer Sprache. Anknüpfen an die von der Umgebung aufgefangenen Worte in ideenflüchtiger Weise. P. raucht andauernd, nimmt dabei mitunter die Zigarre verkehrt in den Mund, beschmiert sich Gesicht und Haare mit Asche; setzt sich verkehrt auf's Closet, treibt allerlei Spielereien mit der „schwimmenden Insel Kreta" (eine Aschenschale mit griechischem Muster) u. ähnliches. Beim Essen sehr fahrig, mengt alles durcheinander, dreht den Löffel 3x um, bevor er ihn zum Munde führt, will seine Umgebung füttern, stülpt sich eine Schale auf den Kopf u.s.f. Verlangt sehr häufig auf's Closet, ohne Erfolg; zieht Fäden („Charpse") aus seinem Mantel und dreht sie zu „Trauringen" zusammen, die er dann verschenkt, sucht F.D. zu umarmen, stöbert im Kamin; verharrt öfters kurze Zeit in absonderlichen Stellungen, reißt die Augen auf, schlägt sich auf die Brust, deklamiert. Bei Ankündigung der Spritze sehr erregt, fuchtelt mit der Lampe umher, daß sie an die Wand fliegt, brüllt e. Moment laut; auf gütliches Zureden jedoch sofort besänftigt, bekommt 0,0015 Hyoscin, worauf er sofort einschläft.

Nachtbericht (Nothafft) 7./8.: Unruhiger Schlaf mit fortwährenden Gesticulationen, spricht u. murmelt fortwähren vor sich hin, halb unverständliches u. in fremden Sprachen. Geht häufig aus dem Bett, kniet davor nieder mit umhergreifenden Händen, läßt sich dann wieder beruhigen und zurückbringen. Dann verlangt Herr L. zu rauchen, kann nicht schlafen ist sehr schwach auf den Füßen, steigt wieder aus dem Bett, setzt sich auf den Schlafsessel, kann schließlich durch Zureden wieder in's Bett gebracht werden. Um ¾ 2 verlangt er ein Bad und dann sein regelrechtes Frühstück, wird sehr aufgebracht, als man ihn vertrösten will; meint, daß „ time is for slaves" u. daß er Herr im Hause sei und sich von fremden Einflüssen nicht „suggestionieren" lasse. Klagte etwas über Leibschmerzen rechts, hatte weder Stuhl noch Urin. Sehr schwach und hinfällig, kann nur mit Unterstützung gehen. Nach dem Frühstück (um 4 Uhr früh!) deklamiert er wieder viel von lauter durcheinander gehenden Sachen, ist schwer zu verstehen; verlangt um ½ 7 wieder in's Bad, raucht dabei und läßt die Cigarettenendchen, ebenso die Semmelbrocken im Wasser herumschwimmen.

Nachschrift (lückenhaft) vom 7. Februar vorm. im Bad: „Sind Sie so gut, Hamster, das ist Ihr Revier, mein Revier ist, im Bad zu liegen. Ham, bitte ein Symbol,

- Butterfly - ‚da kommt der Lügenhusten, - ich habe nie gewettet, - doch, ich habe gewettet, um den liebenswürdigen Damen Spaß zu machen, - wir sitzen jetzt in tiefer Trauer (weint) – was ich hier habe, sind Symbole, - alles was ich nötig habe, - ich weiß es in früheren Krankheiten, - ich sprach mit Ihnen vom Buchstaben „S", - die Liebe zur Archäologie, die Terrakotten, die Wage (singt beschwörend hebräisch) – alles vom Firmament, das Firmament, - ich bitte um eine Zigarette (in ganz natürlichem Ton) – Jesus, Gottes Sohn, Paradies und Peri souffrir, périr, - Weihrauch (bläst den Rauch fort), - das ist die Synagoge, - das sind die 10 Männer, - scherzen kann ich heute nicht, - Alpha, mit Alpha fängt es an, mit Omega hört es auf, - in früheren Krankheiten, - man wähnte ich sei krank, als ich anfing ein Konzert auf der Orgel zu spielen. – Sie haben gute Nachrichten? (mit liebenswürdigem Lächeln und natürlichem Ton). Sie haben ja keine Idee, wielange Sie in diesem Hause sind – (deklamiert lateinisch und italienisch) – post equitem, - nomo - sepalehrer. Wieviel Uhr ist es? – Toni Schmidt! – Geben Sie mir meinen Mantel, verlassen Sie einen Augenblick das Zimmer, ich möchte allein sein! (Läßt das Wasser aus, gesticuliert pathetisch, geht schließlich auf's Closet). Bei Kappa liege ich im Bad - die Hauptsache ist, dass man xund ist (strahlend, in bayrischem Dialekt) – xund san mer, da kann man zufrieden sein! – (Singt im Balladenton) „Es war einmal ein Magd, die war so süß wie Gold, sie ist ne Großmutter worden im Krieg" - Das Graphit, das in dem Bleistift ist (sieht Ref. beim schreiben zu) – ich gehöre zu den Tempeldienern, neue und noch ein Buch (pflückt das Closetpapier ab) – ich wünsche, daß Sepp das Feuer anmacht, - Furcht gibt es nicht in diesem Hause (in drohendem Ton) – ich möchte der Toni Schmidt der Zweiten sagen, daß alles, was mich fürchten gemacht hat, mich nicht fürchten gemacht hat! Die Insel Kreta - , ich fühle mich sehr schwach, gibt es noch nichts zu essen? Nach dem Bad in's Bett, - ist Tinchen da? Ich frage keine Fragen, wozu, wenn ich so friedlich im Wasser liege! Da ist die Insel Kreta (schwimmender Aschenbecher) – ich esse im Bade heute, das ist intimer, aber wir sind doch da, wo wir aufgehört haben, - ouvrez, s'il vous plait! Und Daheim ist's auch ganz schön, das ist ein Spruch bei uns. „Iß, was gar ist, trink, was klar ist, sag' was wahr ist!" Wie schmeckt die Zigarette gut, bringen Sie mir noch so eine. Was ist das für Eine? Schocher? Exegesis? Ob's gut schmeckt, Obst gut schmeckt – Überarbeitung des Gehirns im psychiatrischen Institut (fährt mit der Asche in Gesicht und Haar) Verzeihung, noch nicht, dann ich höre Stimmen, ich muß / keine hören, - Lady Butterfly, ich werde sehr bald aus dem Bade steigen, - alles Notizen natürlich, sie sind sehr gefährlich. Jetzt werde ich nicht mehr symbolisieren, ich bin gegen jeden Asketismus in jeder Form, - ein warmer Teller Supp! – Sie haben mich immer geneckt, Ham, weil ich Lackmus haben muß, zu sehen, ob mein Urin sauer ist, - „Stuß sagt´sie, Stuß!" – Die Insel Kreta ist so vergnügt, weil ich eine Zigarette habe, - alles was ich habe, verdanke ich Gott – die Krankheit ist geheilt, - tempus fugit. Aber als Jude, als Semit, als Arabit muß ich essen. Giorgious [soll vermutlich "gorgeous" engl. = vorzüglich heißen, Anm. AvH] mass (rührt das Essen durcheinander) Hippocrates! (Lehnt sich mit geschlossenen Augen verzückt zurück, steckt den Daumen in den Mund) „Jedermann!" Das ist eine alte Mysterie - Verdauung - Quetschenstedt, Kraepelin, - Sie wissen wie dankbar ich bin für alles, - die Insel Kreta liegt zu tief, muß näher rücken (zieht das Tablett zu sich heran) – bitte ein Zigarettl – parliamo niente – der Neffe von Salomon Reinach – how is the weather? Beautiful! Jetzt möchte ich allein sein, ganz allein. Ich sitze auf der Insel Kreta, - the house is built on rock. Ham ist immer aktuell (von der Umgebung aufgefangen) sie ist die Eva!! (laut, drohend, grimassiert, steht aus der Badewanne auf.) Ich habe nichts zu beweisen, das steht alles geschrieben (raucht zwischen dem Essen), - das Essen ist so Neben / sache, das ist der warme Teller Supp´, - das ist Charitas, - das ist Mizpa, - das ist der Lügenhusten - Obstetric, lalala, der mich zur Welt gebracht hat, der cäsarische Schmidt – There is home, there is truth, butterfly! I said to Hamster, ich will essen, wie meine Mutter aß, wenn sie aufgeregt war, ich bin es nicht. Lassen Sie laufen, wollen Sie nicht Ihren Vater reinlassen? (zeigt auf die Türe) er steht vor der Türe, - Naturkräfte – etc. etc.

Donnerstag, 8. Februar

Ruhiger, sehr matt und hinfällig, fühlt sich wie gelähmt. Bleibt den Vormittag ganz im Bad, sehr verwirrt und ideenflüchtig, dabei auch subjectiv starkes Müdigkeitsgefühl, versucht mehrmals, allerdings vergeblich, zu schlafen. – Spricht fast ausschließlich von den Verwandten, schlägt häufig in traurige Stimmung um, verlangt, allein gelassen zu werden. Enorme Entschlußunfähigkeit, bittet immer wieder, noch „einen Augenblick" im Bett bleiben zu dürfen, wenn er in´s Bad soll etc. Mitunter schelmisch, neckisch, ahmt alle möglichen Mundarten nach, vor allem yiddisch, bayrisch, pfälzisch. Dann wieder pastorales Pathos, stülpt die Zipfelmütze des Bademantels als Gebetshaube auf den Kopf, überreicht feierlich einen zerkauten Traubenkern, gurgelt mit dem Badewasser, taucht, schwingt den „goldenen Topf" (das Nachtgeschirr) in der Hand, verlangt zahllose Male auf´s Closet. – Gegen Abend Consultation Geh. Rat. Kr.; Pat. ruhig, aber verwirrt, congestioniert, heiß – Einstellung eines 2. Pflegers. Schläft nach 2g Brom (nachmittags) und 1,0 Veronal bald ein. Gewicht: 94 kg. Pat. glaubt offenbar, daß ein großes Fest im Hause sei, schickt die Schwester mehrmals fort, sie solle sich ihr Ballkleid anziehen. Behauptet, ganz deutlich die „Friedensfanfare" zu hören (Militär. Signalübungen)

Nachtbericht 8./9. (Nothafft): Herr L. ruhig, ab ½ 11- ¾ 12h sehr gut geschlafen, wurde wach, ging auf den Abort, verbleibt eine Zeitlang ganz ruhig. Dann ging er wieder in´s Bett, raucht eine Zigarette, überreichte mir Trauben; war wirklich herzensgut und nett, dabei auffallend ruhig. Ab 12 ¼ h ruhig geschlafen bis 3 ¼, dann etwas wach, verlangt zu trinken. Ab ½ 4-5h geschlafen, ging dann auf´s Closet. Um 5 ¼ h eine Tasse Tee und Gebäck, 6 ¼ auf eigenen Wunsch ein Bad, fing an zu sprechen und zu deklamieren, war aber nicht laut. Ließ Urin und hatte etwas Durchfall.

Freitag, 9.Februar
Patient den ganzen Tag über sehr verwirrt, kaum zu fixieren. Unausgesetzte pathetische, im Grabeston vorgebrachte Deklamationen einförmigen Inhaltes. Immerwährende Wiederkehr derselben Worte: "Paradies und Peri- Senegambia – Butterfly – Honeybee – Snowberry" und ähnliches. Durch Zwischenfragen nur für 1 Sekunde ablenkbar, verliert sich dann sofort wieder in endlosen Lamentationen. Sehr starker Blutandrang zum Kopfe, heiße Hände, matter, verlorene Blick. Trotz sichtlicher Erschöpfung auch im Bett noch stundenlanges Flüstern, Murmeln, Tasten, Suchen. Klagt, dass er ein gebrochener Mann sei, strömt über von Dankbarkeit, preist Deutschlands Stärke in einem langen, gedichtähnlichen Hymnus. Ist zeitweise zeitlich und örtlich nicht ganz orientiert, fleht angstvoll, die Türe zu öffnen, sei im psychiatrischen Institut, glaubt mitten in der Nacht, dass es Nachmittag sei, bringt auch bisweilen die Personen etwas durcheinander. Gegen den neuen Pfleger zuerst unverhohlene Abneigung, versucht ihn dann zu umarmen, schüttelt ihm die Hand; bittet, seine heiße Stirn zu kühlen, möchte einen Kuß, den Segen empfangen, klagt über Müdigkeit und Leibschmerzen. Kleine Brandwunde an der rechten Hand. 2+2g Brom; abends 1,0 Veronal+0,001 Hyoscin. (innerlich) Dem Pfleger droht Patient, ihm „den Buckel vollzuhauen",

wenn er ihn Katholisch machen wolle; will sich nicht „taufen" (mit dem Schwamm berühren) lassen. Fühlt sich im Bett als gebärende Frau, erkundigt sich, ob das Kind trotz des Kaiserschnittes am Leben sei, seufzt dann „Gott sei Dank!"

Nachtbericht 9./10.(Nothafft): Herr L. ab 9h unruhig geschlafen, spricht zeitweise leise, greift mit den Händen umher, wurde 10 ¼ h wach; verlangt auf's Closet, dann Fachinger zum trinken, fühlt sich sehr schwach, jammert. Wünscht eine Tasse warme Suppe, verbleibt eine Weile auf dem Sessel, klagt über Schmerzen im Unterleib. Um ½ 12h wieder in's Bett, ließ sich dabei ganz gehen, sodaß man ihn heben mußte, schlief dann bis 2 ¼ h ziemlich gut, ging wieder auf's Closet, wünschte etwas zu trinken. Ging ½ 3h wieder in's Bett, klagte über Blasenschmerzen, bekam eine heiße Wärmflasche aufgelegt. War dabei ganz ruhig, aber sehr schwach. Ab ¾ 3 bis 5h größtenteils geschlafen, ging auf's Closet, 5 ¼ in's Bett. Von 5.20h bis ¾ 6 teilweise geschlafen, verlangt ein Bad, kam um 6h hinein; war ruhig, hatte heißen Kopf, bekam eine kalte Kompresse auf den Kopf, schlief auch im Bad zum größten Teil, ließ Urin und etwas Stuhlgang.

Samstag, 10. Februar

Nach dem Frühstück noch fast bis 10h geschlafen, fühlt sich sehr wohl und frisch. Macht zunächst überraschend guten Eindruck, natürliche Gesichtsfarbe und Sprechweise, erscheint völlig klar und geordnet, spricht in ruhigem überlegten Ton von der nun glücklich überstandenen „Krise". Ist zum ersten Mal wieder imstande, zuzuhören und ein richtiges Gespräch über einen bestimmten Gegenstand zu führen, kommt von selbst wieder auf das angeschnittene Thema zurück. Constatiert eine angenehme, gesunde Müdigkeit bei sich, äußert den Wunsch, etwas zu arbeiten und aufzustehen, will nicht rauchen. - Nach einiger Zeit fangen die Gedanken jedoch wieder an, abzuschweifen; Patient kommt wieder auf sein Lieblingsgebiet während der Krankheit, die jüdische Kabalistik, zurück, zeichnet allerlei Symbole auf und gibt Erklärungen für die während der Verwirrtheit gebrauchten Ausdrücke und Zeremonien (Mizpa, Exegesis, etc. etc.); hält an den Heiratsgedanken und der Saüglingsheimsgründungsidee fest, überrascht dabei wieder durch unvermutete Gedankensprünge und Wortspielereien infolge von (z.T. ganz unsinnigen) Klangassoziationen. - Gegen Nachmittag wieder zunehmende psychomotorische Erregung, Ideenflucht; bleibt längere Zeit im Bad. Ißt seit langer Zeit wieder mit Appetit, verlangt dann aber noch einen Kaffee, ist nicht in's Bett zu bringen, wehrt sich gegen das gänzlich überflüssige Schlafmittel (1,0 Veronal). Bleibt nicht liegen, kommt auf. Erwartet Geh.Rat.Kr. „heute Abend noch." Auf eigenen Wunsch 10h nochmals in's Bad.

Nachtbericht 10./11. (Nothafft): Herr L. anfangs etwas lebhaft, verlangte ¼ 10h ein Bad, war sehr ruhig und nett mit mir, steckte sich eine Zigarette an, überreichte auch mir eine, bat mich zu sitzen, um ihm zu unterhalten, ging 10 ¼h vom Bad, setzte sich eine Zeitlang auf den Stuhl in's Badezimmer. 10h20 in's Bett, ißt Trauben, raucht noch eine Zigarette. Ich verließ das Zimmer mit gegenseitigen Gutenacht und Händedruck; ab ¾ 11 bis 1h ohne Unterbrechung gut geschlafen, dann wach, wünschte auf's Closet zu gehen, nahm Getränk zu sich, rauchte dabei eine Zigarette, ließ Urin und Stuhlgang. Dann ging er wieder zu Bett, aß noch Trauben, überreichte auch mir davon. Herr L. kennt es selbst nie, daß er soviel gesprochen und erregt war, freut sich über seinen guten Schlaf, meint, daß Herr Geh.Rat zufrieden mit ihm sein wird; ab ¾ 2 bis ¾ 6h gut und ruhig geschlafen; ging dann auf's Closet, ließ wenig Urin und Stuhlgang, ging zu Bett, wünschte eine Tasse Thee mit Gebäck, nahm sie mit Appetit zu sich.

Sonntag, 11. Februar
Morgens verhältnismäßig gutes Befinden; sehr gute, heiter-witzige Stimmung. Ideenflucht, Bewegungsdrang deutlich. Bei Ermüdung sichtliche Zunahme der Erscheinungen. Bei Consultation Geh.R.Kr. sitzt Patient im Stuhl auf, sehr liebenswürdig, ist bemüht, sich „medizinisch" zu unterhalten, treibt nebenher allerlei kleine Spielereien: Ein zusammengefaltetes Closetpapier ist das „Brompulver", das Saccharinröhrchen die „Mesuse" [gemeint ist vermutlich "Mesusa", Thora-Schriftröllchen, die in traditionellen jüdischen Haushalten am Türpfosten angebracht sind, Anm. AvH] (mit den jüdischen Gesetzestafeln), Gegenstände werden zum Verschwinden gebracht, die „Insel Kreta" auf dem Knie balanciert, die Asche als Totenasche gesammelt, die Uhr entfernt, die Lampe weggestellt, da sie „magnetisch" ist etc.etc. Immer spielt die „Kabalistik" mit allerlei mystischen Umdeutungen und Wortverdrehungen eine große Rolle; auch die an die Taubstummensprache erinnernden verschnörkelten Handbewegungen stellen angeblich „Symbole" für Moses u. a. dar. Bisweilen Andeutungen von Echolalie und Echopraxie, Verflechten der beobachteten Vorgänge der Umgebung in die Re-

den. – Nachmittags Zunahme der psychomotor. Erregung, die sich im Bade hauptsächlich im Singen von Opern- und Operettenmelodien entladet. Stark scherzhafte Färbung der Stimmung, häufiges Verfallen in Kindersprache, Bayrischen, Sächsischen, Berliner und yiddischen Dialekt. – Sehr liebenswürdig und lenksam, erhält von „Peri" („Paradies und Peri") 2,0g Trional, dann auf eigenen Wunsch noch ein Bad und später noch 0,5g Veronal, vorauf bald fester Schlaf erfolgt. (Hypnoseversuch!)

Nachtbericht: Mit mehrmaligen Unterbrechungen (Rauchen, Closet etc. ziemlich gut geschlafen bis 2 Uhr, war ruhig; verlangte dann 2,5 Uhr Frühstück, ging in's Bad, dann wieder in's Bett. Im allgemeinen ruhig, heiter, liebenswürdig und freundlich, sprach aber noch sehr viel.

Nothafft: Herr L. im Bad, singt und pfeift und spricht fortwährend, meist amerikanisch; sehr verwirrt, ruft verschiedene Namen, „Marie, München, Prinzessin, Jeanette!" Ging um 10h auf den Nachtstuhl, reibt mit dem Stuhl umher, läßt viel das Wasser laufen, spricht vom Staffelsee. Ging um ½ 11 auf's Zimmer, setzt sich auf den Sessel, raucht 1 Zigarette, trinkt Fachinger, ruft immer in's Bett. Konnte um 11 ¼ , ohne mitzuhelfen, nur mit Mühe ins Bett gebracht werden, sprach noch viel. Von ½ 12 – ½ 2 gut geschlafen, dann wach, verlangte ein Bad, klagte über Leibschmerzen. ½ 2 in's Bad, spricht viel, fühlte sich selbst krank, äußerte, er müsse sterben, spricht von Abraham und Isaak. Herr L. schwitzt stark, ich legte ihm eine kalte Kompresse auf; er trinkt Wasser, ißt Trauben, raucht Zigaretten; singt leise, Soldatenlieder, verlangt eine Orange zurecht gemacht zu bekommen. Um ½ 5h Frühstück. Herr L. war die heutige Nacht ziemlich verwirrt; ging um 5 aus dem Bad, um ½ 6 in's Bett, hatte keinen Stuhlgang, wenig Urin. Von ½ 7 – 7h gut geschlafen, ließ etwas Urin.

Montag, 12. Februar (nach Bericht):
Im ganzen ruhiger Tag, Wechsel zwischen Bad und Bett; ziemlich verwirrt, gut gelaunt und lenksam, singt stundenlang im Bad, gurgelt, taucht u. a. Abends trotz 1,0 Veronal noch sehr munter, spaßig aufgelegt, bekommt nochmals 0,5 Veronal. Patient ist sehr unvorsichtig mit dem Feuer, brennt mit der Zigarette aus Unachtsamkeit in Bettdecken, Taschentücher, Hemden u. a. Löcher hinein, meint dann sehr vergnügt, er sei ja versichert, das mache doch nichts. Nimmt meist das

Nachtgeschirr in's Bett, stellt dafür den Wasserkrug in's Nachttischchen, streut überall Asche umher. Neuerdings Hervortreten erotischer und sexueller Momente: Patient erklärt, er sei Accoucheur, Obstetrix, müsse eine Entbindung durchmachen, sich beschneiden lassen etc. Zupft an seiner Brust, aus der „milk and honey" herauskomme, nennt F. D. seine „Gebärmutter", bezeichnet sich selbst als Androgynen; wirft Kußhände, verliebte Blicke, teilt Handküsse und Umarmungen aus. Verfällt häufig in die Kleinkindersprache, führt in dieser ganze Monologe und Dialoge auf. Durch äußere Eindrücke kaum zu fixieren, flicht aber alles Gehörte und Gesehene wie zufällig in seine Reden. Zwischendurch bisweilen gespannter, finsterer Gesichtsausdruck, Schließen der Augen, Trommeln mit den Fingern, Augenrollen, Zähnefletschen, Stirnrunzeln. Als Patient trotz 1,5 Veronal nicht einschlafen kann, 11h abends Bad.

Nachtbericht (Nothafft – Reithmeier): Herr L. im Bad, spricht fortwährend, teils lustig und heiter, markiert mit der Hand, als wenn er Guitarre und Violine spielte; stieg ½ 10 Uhr vom Bad auf den Nachtstuhl, reibt sich umher mit Stuhl, ging dann auf sein Schlafzimmer, legte sich auf den Divan, aß Apfelkompott. Singt und pfeift, ging um 10h zu Bett, rauchte eine Zigarette, spricht fortwährend. Bekam um 11h auf Wunsch wieder ein Bad, sprach sehr viel in ruhigem Ton, hat auch einigemale gepfiffen. Um 11 ½ h musste ich mich zu Herrn L. setzen, er sagte, er habe mich in München einmal gesehen, küßte mir die Hände, rauchte und gab mir auch eine Zigarette. Herr L. war mit mir sehr lieb, verlangte 2x gewöhnliches Wasser, nahm einige Schluck und sagte, die Mari muß sein Frühstück bereit halten. Urinierte in's Bad und setzte sich ½ 1h auf den Rohrstuhl, erzählte von seinem Vater und Herr H. Dann teilte er mit mir die Trauben, ging zu Bett, drückte mir die Hände, wünschte Gutenacht und sagte, er werde jetzt schlafen; schlief nach 12 ¾ h ein, schlief bis ½ 4h, setzte sich dann auf's Closet, ließ Urin. Wünschte um 3 ¾ h ein Bad, rauchte eine Zigarette, ich mußte auch rauchen. Um 4h verlangte Herr L. sein Frühstück, trank eine Tasse Thee, aß 1 Ei, Kompott, ½ Buttersemmel, rauchte 2 Zigaretten. Sprach viel, aber nicht in erregter Stimmung. Um 5 ¾ verließ Herr L. das Bad, entleerte Urin auf dem Closet, ging um 6h ruhig in's Bett.

Dienstag, 13. Februar

Sehr wenig guter Tag! Bis Mittag leidlich ruhiges Verhalten, doch recht verwirrt. Nach dem Essen allmählich sich steigernde Erregung: Patient verlangt kategorisch, die amerikanischen Flaggen zu hissen, kommt immer wieder darauf zurück. Spricht viel von seinem „einzigen Feinde", einem Herrn K. in Amerika, bricht unmotiviert in laute Schmähungen aus, sichtlich sehr aufgebracht und geladen, läßt sich aber noch beschwichtigen. Faßt an sein Ohr, fährt wild herum, hört zischeln und flüstern, glaubt wüste Zurufe und Beschimpfungen zu hören, gegen die er sich verteidigt. Ab 3 Uhr, dann mit kurzer Unterbrechung ab 5h im Bad, etwas besänftigt, schlägt aber bisweilen drohend an die Wand, grimassiert. Schüttet Asche und Zigarettenreste in's Badewasser, taucht und gurgelt darin, dreht die Hähne auf. Gegen ½ 10 Uhr aus dem Bad, sehr stark erregt, zornmütig, sprudelt obszöne Redensarten heraus, wird bedrohlich, halluciniert offenbar lebhaft. Verteidigt sich gegen den Vorwurf der Masturbation und andere „Schweinereien" glaubt im Irrenhaus zu sein, verlangt in sein „morganatic bed" zu kommen; schließlich so heftig erregt, daß er nur noch sinnlose Silben und Klangassoziationen herauszubrüllen vermag. Klappert mit den Augenlidern, wälzt die Zunge, fletscht die Zähne, trommelt, klopft, schlägt, deckt sich ab. Bei Ankündigung der Injection besonders wütend, wirft die Kissen heraus, droht, läßt sich dann aber widerstandslos einspritzen, (0,0008 + 0,0015 innerlich) beruhigt sich sehr langsam, würgt, verlangt Wasser, schläft endlich ein.

Nachtbericht 13./14. Herr L. war im Bad sehr laut und erregt, verließ gegen 10h das Bad, bekam 1,0 Veronal und Hyoscin (innerlich). Wurde immer erregter, kam in's Bett; da die Erregung noch mehr zunahm, wurde eine Einspritzung gemacht, gegen die Herr L. sehr dagegen war. Von ½ 11h an ließ die Erregung nach, und er schlief ein; hat dann ohne Unterbrechung sehr gut bis 7h und dann nochmal bis 9h geschlafen.

Mittwoch, 14. Februar:

Wesentlich besseres Aussehen und Befinden. Pat. ist aber ungewöhnlich unwirsch und kurz, äußert sich abfällig über seine Behandlung und das Verhalten der Umgebung; beschwert sich über die Injection, die ihm immer so schlecht bekomme, wünscht, allein zu sein. Bittet dann wieder um Verzeihung wegen seiner gestrigen Erregung, die er sich selber nicht erklären könne. Frägt, ob denn

kein Telegramm gekommen sei, meint, er sei wieder einmal vom Teufel beses-
sen gewesen, wünscht, daß künftig nicht so viele Menschen um sein Bett herum-
stehen mögen. Kleine, gereizte Hautstelle am Rücken, wohl infolge des nächtlichen Bettnässens. (Dermatol, Salbe) Nachmittags liebenswürdiger, zeitweise
ganz klar und ziemlich ruhig; Hitzegefühl. Bittet wiederholt um Verzeihung
wegen gestern, erinnert sich nicht an die Ursache der Erregung, meint, es seien
„fernliegende Dinge" gewesen, von denen er mit Ref. nicht sprechen könne.
Gegen Abend Zunahme der Unruhe, kann keinen Moment stillliegen, wechselt
die Kissen um, zuckt, greift um sich, steckt den Kopf unter die Kissen, verlangt,
daß der Gegenstand dorthin, jener hierhin gerückt, gestellt oder gelegt werde,
trinkt aus der Flasche, legt die Fotographie seiner Mutter auf's Gesicht, fingert
an der Stirn herum, macht allerlei geheimnisvolle („kabalistische") Zeichen.
Vermag Gehörtes einigermaßen aufzufassen, bei etwas längeren Sätzen aber
sofort durch den Wortklang zu abschweifenden Assoziationen verleitet. Bezeichnet Ref. als „a sister", = Assister. 1,0 Veronal.

Nachtbericht 14./15. (Reithmeier): Herr L. ruhig im Bett, aß eine Traube, gab
mir auch welche, trank einige Glas Fachinger Wasser. Um 10h Urinentleerung in
den Topf. Rauchte einige Zigaretten und eine kleine Zigarre, ich mußte auch
rauchen. Ziemlich viel gesprochen, aber ruhig. Ging um 11h auf den Nachtstuhl,
bestellte nach 11h ein Bad. Meist ruhig, blieb bis 12 ¼ im Bad, nahm eine Tasse
Suppe zu sich, ging auf's Closet, entleerte Urin, keinen Stuhl. Rauchte noch 2
Zigaretten, ging ½ 1 in's Bett, aß etwas Kompott, trank Wasser. Sprach immer-
fort ziemlich viel, war aber ruhig; sagte um ¾ 1h gute Nacht und küßte mir die
Hände. Schlief von 1h bis 4h. Blieb dann ruhig im Bett, sprach viel, trank 2 Glas
Wasser. Wünschte um 4 ¾ h ein Bad, verlangte immer nach seinem Frühstück.
War im Bad nicht erregt, sprach und sang aber viel; dann gegen 6h wegen des
Kaffees etwas erregt. Zusammen: 3 Stunden

Donnerstag, 15. Februar
Morgens leidlich ruhig, viel im Bad, stark ideenflüchtig, treibt wieder allerlei
„kabalistischen" Zauber, sengt mit der von der Zigarette abfallenden Funken
Tücher und Hemd an, ohne es zu bemerken. Hat außer der Brandwunde an der
Hand eine tiefere, gut granulierende, scharfrandige Hautwunde am linken Ellbo-
gen (Reibung?) und Ekzem der Sacralgegend. Sehr häufiger, nicht immer von

Erfolg begleiteter Harndrang. Nach 1 Eßlöffel Ricinusöl gehörige Darmentlee-rung, danach wesentlich ruhiger, bleibt unter Selbstgesprächen allein im Bad, schließt zeitweise im Halbschlummer die Augen. Nachmittags wieder lebhafter, gereizt, verteidigt sich ohne äußeren Grund: „I am a jew", sei ein anständiger Mensch, Herr in seinem Hause, „no man's man" etc.; stampft dazu mit dem Fuß auf. Höhepunkt der Erregung, wie meistenteils, gegen 5 Uhr; danach im Bad wieder ruhiger, verlangt aber, die amerikanischen Flaggen zu hissen. Meint, er habe seit 700 000 Jahren keine Zeitung gelesen, frägt auch nicht danach. Abends trotz 1,0g Veronal noch sehr lebhaft, liegt mit entblößter Brust auf der äußersten Bettkante, hängt den Kopf vornüber, wirft die Kissen heraus; ist wieder sehr verwirrt, gleitet schon innerhalb der Worte selber mit seinen Gedanken von der ursprünglichen Richtung ab, ist aber unwillig, sowie er bemerkt, daß er „ausge-fragt" wird.

Nachtbericht (Reithmeier) 15./16.: Herr L. blieb zu Bett, ziemlich viel gespro-chen, war dabei ruhig, trank 4 Glas Fachinger, aß eine Traube, ich mußte auch welche essen. Rauchte einige Zigaretten macht öfters Licht an, schellte an der Glocke, wusste dann nichts mehr davon. Um ¾ 11 Uhr in's Bad, nahm etwas Compott zu sich, schlief um 11h ein, erwachte um ½ 12 u. trank die Zitronenli-monade. Ließ Stuhl und Urin (ziemlich viel) in's Bad, bekam ein neues Bad. Ging um 12 ¼ aus dem Bad, setzte sich auf den Rohrstuhl, um ½ 1 in's Bett; war immer ruhig, sagte mir gute Nacht. Schlief von ¾ 1 – ¾ 3h, wünschte dann ein Bad. Herr L. war im Bad erregt, verließ es um 4h, wünschte Kaffee, bekam 1 Tasse Suppe. Dann ging er zu Bett, wurde ruhiger, rauchte 1 Zigarre, trank Zit-ronenlimonade; wünschte 1 Brompulver, schlief aber inzwischen wieder ein bis ½ 7 Uhr. Zusammen: 4 Stunden

Freitag, 16. Februar (nach Bericht):
Patient schlief bis ¾ 7 Uhr, dann Frühstück. Klagte über Schmerzen in der Blase. Blieb von ½ 9 bis ½ 1 Uhr im Bad, hatte im Wasser ziemlich reichliche Urinent-leerung. War sehr ruhig, hat zeitweise geschlafen. Machte recht erschöpften Eindruck, ging dann in's Bett. Hatte wenig Appetit, schlief ca. 1 Stunde, war immer sehr ruhig. Von 1h bis gegen 4h wurden 500g Wasser gelassen. Kam um 5h wieder in's Bad, aß darin auch Abendbrot. Trank 2x je 1 Tasse Bärentrauben-tee. Abends 1,0g Veronal.

Nachtbericht 16./17. (Reithmeier): Herr L. war im Bad ruhig, rauchte 2 Zigaretten, verließ um 9 ¾ das Bad, setzte sich einige Minuten auf den Rohrstuhl, dann auf's Closet, wo Urinentleerung erfolgte. Um 10 ¼ ging er in's Bett, nahm Kompott und Trauben zu sich, trank ein Glas Zitronenlimonade und 2 Glas Fachinger. Herr L. war immer ruhig, sagte mir um ½ 11h Gutenacht und schlief um 10 ¾ h ein. Er war 2x kurze Zeit wach, urinierte, trank ein Glas Zitronenlimonade und schlief weiter bis 5 Uhr. Um ½ 6h verließ Herr L. das Bett und setzte sich auf's Closet, war dabei immer ruhig.

Samstag, 17. Februar (nach Bericht):
Nachdem schon einige Tage zuvor aufgefallen war, daß Patient beim gehen etwas hinkte und das linke Bein schonte, Schmerzen aber stets in Abrede gestellt waren, zeigt sich heute eine rasch zunehmende ödematöse Schwellung des ganzen linken Beines einschließlich des Fußes. Lokalisierte Druckempfindlichkeit oder Rötung besteht nicht, Venenschlängelung ist nicht zu erkennen. Im Verlaufe einiger Stunden nimmt der Umfang des Beines bedeutend zu, sodaß Patient in's Bett verbracht und das Bein hoch gelagert werden muß. Nachmittags Consultation Geh.Rat.Kr. – Dr. Deuringer: Wegen Emboliegefahr Ruhestellung des Beines mit einer Pappschiene, Bettruhe. – Psychisch etwas verwirrt, doch nicht besonders erregt bis zum Abend, wo die Erregung wieder zunimmt und sich bis zu einförmigen sinnlosen Kopf- und Handbewegungen unter Ausstoßung abgerissener Silben und Satzbruchstücke steigert. Urinentleerung trotz häufigen Dranges spärlich; abends 0,0001 Hyoscin injiciert (Dr. D.), danach rasch tiefer Schlaf.

Nachtbericht 17./18.: Herr L. war im Bad sehr erregt, es wurde um 8 ¼ h eine Einspritzung gemacht, danach um ¾ 9h Schlaf im Bett. Am linken Bein Anlegen eines feuchten Verbandes. Herr L. erwachte um 3h, verlangte Zitronenlimonade, trank 3 Glas und fragte, wer sein Bein verbunden habe; schlief um 3 ¼ h wieder ein, erwachte um 4 ½ h, trank ein Glas Limonade, entleerte etwas Urin in den Topf und schlief dann wieder ein. Im Betäubungsschlaf wird 1x reichlicher Urin in's Bett entleert.

Sonntag, 18. Februar (nach Bericht):
Wegen ungenügender Urinentleerung während der Nacht wird gegen 11h früh von Dr. D. ca. 1 ¼ lit. mit dem Kateter entleert, was ohne Schwierigkeiten u. stärkerer Schmerzen gelingt. Urin trübe, nicht bes. übelriechend. Da Pat. im Bade zu unruhig ist, wird er im Bett gehalten und das Bein in einer Drahtschiene fixiert. Temperatur 38, Puls ca. 100, nicht ganz regelmäßig; Aussehen blaß, matt, fortwährendes starkes Aufstoßen u. Darmblähungen. Stuhl seit 2 Tagen trotz Apenta angehalten. Psychisch verwirrt, enorm ideenflüchtig; spielerischer Betätigungsdrang mit gelegentlichen Zornausbrüchen. Sehr geringe Eßlust, dick belegte Zunge.

Abends 8 Uhr Kateterisation (Dr. D.) in 1 ½ (!) –stündiger Sitzung; Entleerung von 3300g trüben, ziemlich übelriechenden Urins (Untersuchung im bacter. Institut). Einführung offenbar recht schmerzhaft und nur unter Überwindung von Widerständen möglich (Krampfzustand). Patient ist äußerst beherrscht, aber von unbezwinglicher Unruhe erfüllt, ballt die Fäuste, grimassiert, beißt in die Kissen, singt u. spricht unaufhörlich, verlangt immer wieder eine Zigarette, die er dem Arzt in drohendem Ton weiter zu rauchen befiehlt. Wird schließlich sehr ungeduldig, verlangt dringend, dass aufgehört werde, äußert wieder lebhafte Schmerzen beim Herausziehen des Kateters. – Bekommt nach dem Umbetten, wobei er ganz schlaff liegt und keinerlei Hilfen gibt, 1 ccm Narcophin-Scopolamin und spät abends wegen ständiger Unruhe noch 2g Brom.

Nachtbericht 18./19.: Herrn L. wurde um 8h der Verband am linken Bein erneuert; nach dem Umbetten ziemlich ruhig, rauchte noch 2 Zigarren, trank 3 Glas Wasser, aß etwas Compott und Obst. Um 11 ¼ noch 2 Schlafpulver, da Herr L. nicht still im Bett liegen bleiben konnte und immerfort die Kissen wechselte. Schlief von 11 ¾ bis 3 ¾ h früh, verlangte sein Frühstück und aß etwas Suppe. Dann rauchte er 1 Zigarette, ich mußte mich an´s Bett setzen. Herr L. war etwas unruhig, wollte aufstehen, blieb dann aber nach dem Frühstück um 5 ½ h ruhig im Bett.

Montag, 19. Februar:
Heute im ganzen etwas besseres Befinden. Morgens anfänglich ziemlich gereizt, dann umgänglicher. Kateterisierungsversuch durch Ref. wegen Widerstandes mißlungen, dann glattes Gelingen (Dr. D.) unter sehr starken Schmerzäußerun-

gen. Entleerung von ca. 800 ccm, letzte Partie stark getrübt, etwas rascheres Ablaufen. Anschließend Borsäurespülung (½ liter). Leib nicht mehr gespannt, Temperatur 38,4 (axillar), Umfang des linken Beines bedeutend geringer als gestern, beträgt am Oberschenkel 54 (50), um die Wade 38 (37) cm. Spitzes Aussehen, etwas fahl, Augen haloniert. – Psychisch etwas klarer. Mittags ausgezeichneter Appetit. Vor dem Kaffee Camilleneinlauf, der gut gehalten wird und nach ¼ h zum Erfolg führt. Beim Aufrichten wird Patient sehr blaß, erregt, atmet mühsam, stößt laute Drohungen aus; glaubt anscheinend öfters, daß jemand hereinkommen wolle. Um 7h Eintreffen von Dr. Quenstadt, des früheren Hausarztes, den Pat. mit großer Freude u. sichtlichem Vertrauen begrüßt. Beim (mäßig schmerzhaften) Kateterisieren mit nachfolgender Argentumspülung ist Patient wieder in fieberhafter, zitternder Erregung, singt und betet laut, meist hebräisch, versucht wiederholt, sich zuzudecken, ist aber sonst außerordentlich geduldig und beherrscht. Erklärt Dr. „Quetschenstedt" wiederholt für einen Engel u. Retter von dem er sich alles machen lassen wolle; ist rührend dankbar für jeden kleinen Dienst. – Nach dem Umbetten 1 ccm Pantopon-Hyoscin. Urinmenge: 800 ccm.

Nachtbericht 19./20.: Herr L. schlief um 8 ¾ h ein, erwachte um 2 ¾, reinigte sich die Zähne, rauchte 6 Stück Zigaretten und nahm 1 Tasse Tee und 2 Stück Zwieback sowie etwas Zitronenlimonade und Trauben zu sich; war immer ruhig.

Dienstag, 20. Februar:
Gut geschlafen, doch keinerlei spontane Entleerung. Kateterisieren (Dr. Qu.) verhältnismäßig leichter und schmerzloser rascherer Abfluß; Menge 800 ccm, noch etwas fauliger Geruch, doch nicht mehr ganz so trüb. Temperatur 38,4 (Rectum), Puls 104, kräftig, regelmäßig. Fahles Aussehen, kühle Extremitäten, steigende hastige Unruhe. Nachmittags offenbar Leibschmerzen, bekommt feuchtwarme Blasencompresse, Bärentraubentee mit 2 x 1 Tablette Urotropin. Verlangt sehr häufig in's Bad, habe schon seit „17Tausend Jahren" kein Bad mehr gehabt. Ißt zerstreut, macht fortwährende fahrige, blitzschnelle sonderbare („symbolische") Hand- und Fingerbewegungen, wirft in impulsiver Weise mit Kissen, Streichhölzern, Zigarettenstümpfchen, Taschentüchern um sich, murmelt allerlei halblaute Gebete und Beschwörungen, um dann plötzlich in zornige oder ängstliche Ausrufe auszubrechen. Starke Belästigung durch Magengase (Aufsto-

ßen und Darmblähungen), nach dem Kaffee Würgen und Erbrechen von Schleim, danach etwas ruhiger. Bisweilen Auftreten von Sterbegedanken; weint öfters laut auf, betet, wehrt sich gegen das „dying", wolle lieber noch leben. Scheint auch mitunter Gesichtstäuschungen zu haben, lächelt, nickt, winkt vor sich hin, spricht halblaut mit imaginären Personen, hört Leute kommen. Zeitlich nicht ganz genau orientiert, verwechselt auch manchmal scheinbar die Personen seiner Umgebung, hat aber trotzdem für jeden seinen eigenen Stil und besondere Themata (Ref.= „Peri-Märchenbuch", Frl. H.= „Fairy", „dummes, liebes Mädel" etc.)

Nachmittags wieder Zunahme der Erregung, die sich rasch immer mehr steigert. Um 4h Kateterisation (Dr. Deuringer) mit nachfolgender Argentumspülung, anscheinend ziemlich schmerzhaft. Entleerung von ca.600 ccm noch trüben Urins. Während der Spülung außerordentlich unruhig: Patient stößt unter schleudernden und schüttelnden Bewegungen des ganzen Körpers in atemloser Erregung völlig zusammenhanglose Silben und ähnlich lautende Wortbruchstücke hervor, keucht laut, bäumt sich auf, bohrt den Kopf in die Kissen, reißt und schüttelt an der Bettstelle, hat verstörten, abwesenden Ausdruck u. ist kaum zu halten oder zu beruhigen. Wird besonders wütend, als noch mal nachgespült wird, fährt wild mit Kopf und Händen umher, hat offenbar lebhafte Sinnestäuschungen. Ruft plötzlich mit drohendem Ton, man solle ihm nur keine Zauberei vormachen, die Leute im Nebenzimmer sollten hereinkommen, der Kaffee sei kein richtiger Kaffee, alles sei falsch und verkehrt. Dazwischen lautes Weinen, verkriecht sich unter die Decke, tastet mit zittrigen Fingern suchend umher, wirft die Kissen heraus, will zuschlagen, besinnt sich dann plötzlich wieder, lächelt, bittet um Verzeihung. Allmählich gelingt es, Patient zu beruhigen; die Sprache wird verständlich, er erkennt seine Umgebung, meint, er habe eben eine weite Reise gemacht, bittet um etwas zu trinken. Bei Consultation Geh.Rat.Kr. ziemlich ruhig, doch verwirrt und abschweifend. Abends Pantopon-Hyoscin injection, 2g Brom.

Urinuntersuchung (Bact.Institut):
Ungefärbtes Präparat: Erythrocyten, massenhaft unbewegliche Stäbchen; zahlreiche Leuco-, einige Lymphocyten, Plattenepithelien. Keine Cylinder.
    Grampräparat: Gramnegative Stäbchen.
    Ziehlpräparat: Keine Tuberkelbazillen.

Kultur: Bacterium coli.
Kochprobe: Kein Eiweiß.
Reaktion: Schwach sauer.

Therapie: Kateterisation 2-3x täglich, anschließend Spülung mit 3% iger Borsaüre bezw. 1/00 iger Argentumlösung (1xtäglich). Einschränkung der Flüssigkeitzufuhr.
Reizlose Diät. Fachinger.
  Camilleneinlauf bei Stuhlverhaltung.
  Salol, täglich 2g in Bärentraubenblättertee.
  Schienen des linken Beines, Beschränkung der Bäder.
  Schlafmittel: Narcophin-Scopolamin.
  Kopf: Eis.
  Blase: Termophor.
  Blutdruck (Riva-Rocci): Systolisch ca.180mm Hg.

Nachtbericht 20./21. (Wimmer): Herr L. schlief um 10 ¼h ein, erwachte um 2 ¾h, war ruhig; reinigte sich die Zähne, nahm ein Glas Fachinger sowie Trinkwasser und etwas Trauben zu sich und rauchte 2 Zigaretten; schlief um 3 ¾h wieder ein, erwachte um 5 ¼ wieder, blieb ruhig. Ließ sich die Urinflasche geben, Urinentleerung erfolgte jedoch nicht.
Schlaf: 6 Stunden.

Mittwoch, 21. Februar:
Kateterisierung um 6 ¼h, Urin trüb, sauer, Menge: 600ccm.
Temperatur: 38,6 (rectal), Puls: 94.
Bis Mittag leidlich ruhig, mäßiger Appetit; Stuhl trotz Einlauf angehalten. Keine Schmerzen. Thrombose einer kleinen Vene am linken Knie deutlich sicht- u. fühlbar, nicht schmerzhaft. Haut am Unterschenkel noch glatt und gespannt. Wadenumfang: 37ccm.
Nachmittags im Bett in fortwährender Bewegung. Spricht nicht, pfeift aber anhaltend, tauscht die Kissen um, rückt Tisch und Stühle fort, spielt mit den Photographien, treibt allerlei „Kult" mit ihnen, raucht, wirft die Streichhölzer fort, gießt ein Glas Wasser über die Decke, weint gelegentlich laut auf, spricht vor

sich hin. Sehr ungeduldig, als der Kaffee nicht sofort bereit ist, entschuldigt sich dann.

Abends in einer Art schweigender verbissener Erregung, wühlt das ganze Bett auseinander, bis er auf der bloßen Matratze sitzt, atmet angestrengt und stoßweise, bewegt heftig das geschiente Bein hin und her. Nach der Injection zunächst noch erregter, kommt nach dem Abendbrot nochmal in´s Bad im Schlafzimmer; beruhigt sich rasch, schläft im Bad ein, nachdem er viel Wasser „herausgeschaukelt hat".

Temperatur abends: 38,6   Urinmenge: 650ccm

Nachtbericht 21./22: Herr L. schlief um 8 ¾h ein, erwachte um 2 ¾h, reinigte sich Zähne und Mund, nahm 3 Glas Fachinger und 1 Glas Trinkwasser, etwas Trauben und 1 Orange zu sich, rauchte 3 Zigaretten. Ließ sich wiederholt Urinflasche und Nachttopf geben, es erfolgt jedoch keine Urinentleerung.

Herr L. war ruhig, wurde um 5h früh auf Verlangen katheterisiert, danach eine Blasenspülung vorgenommen. Dann nahm er 1 Tasse Kaffee sowie Milchsemmel zu sich und rauchte 1 Zigarre.

Donnerstag, 22. Februar.

Im ganzen ruhig verlaufener Tag, psychisches Befinden bis nach Mittag bedeutend besser. Aussehen matt, congestioniert, fiebrig. Temperaturanstieg morgens auf 39,5 dann Abfall auf 38,5 abends 37,6°. Puls 94, regelmäßig.

Urintagesmenge: 1lit. Kein Eiweiß. Reaction schwach sauer.

Telephonische Consultation Geh.Rat. Müller: Digipurat 2x0,05, keine Bäder.

Vormittags ½ Stunde, nachmittags ¾ Stunde spontaner Schlaf.

Brustpulver, Camilleneinlauf: Reichliche Darmentleerung unter Abgang zahlreicher Blähungen. Kateterisierung nachmittags Dr. Deuringer, verhält sich ruhig.

Zeitweise völlig klar, besonnen und geordnet, beklagt sich über die „schrecklichen Torturen", wundert sich über seine große Müdigkeit, beschließt seine „Träumereien" aufzuschreiben, wenn er erst wieder ganz gesund sei. Kommt dann wieder auf den „Occultismus" u. dgl. zu sprechen, meint es sei merkwürdig, was so ein Taschenbuch alles erzählen könne, sieht in den Linien eines Kissens allerlei geheimnisvolle Runenzeichen etc. „Senegambia", „Mosche Rabbene", „Honeybee", „Butterfly", „Ischüs" [vermutlich entweder Ischys, siehe gr. Mythologie, oder Issues (engl) Amn. AvH] und einige andere stets wiederkehrende Vorstellungen spielen nach wie vor in seinen Monologen und Dialogen eine große Rolle.

Von 6 Uhr ab wieder stark verwirrt, verliert sich in zusammenhangslosen gleichklingenden Silbenreihen, deren Ursprung aus Wortumdrehungen und Verschiebung bisweilen noch erkennbar ist. Außerordentlich empfindlich gegen Geräusche, kann besonders das Flüstern vor seiner Tür nicht vertragen. - Abds. wird Narcophin-Hyoscininjection notwendig.

Nachtbericht 22./23: Herr L. schlief um 9h ein, erwachte um 2 ¼h, ließ sich Urinflasche und Nachttopf geben und schlief um ⅓3h wieder ein. Urinentleerung erfolgte keine. Um 4 ¼ Uhr erwacht, war ruhig, reinigte sich Zähne und Mund und rauchte dann Zigaretten. Um 4 ¾h wurde Herr L. katheterisiert; Urinmenge 600g. Hierauf nahm er 1 Tasse Tee und Milchsemmel, sowie 1 Glas Zitronenlimonade zu sich. - Schlaf: 5 Stunden.

Freitag, 23. Februar:
Im ganzen recht befriedigender Tag, psychisch wie physisch relatives Wohlbefinden. Vormittags und nachmittags je ¾h spontan geschlafen. Temperatur abends: 38, Puls: 94. Blutdruck etwas erhöht (180mm Hg). Reichliche Darmentleerung ohne Einlauf.

Nachmittags: Katheterurin 1100g, sauer, trüb; nicht übelriechend. Patient beklagt sich bitter über das Badeverbot, meint, er werde überhaupt ganz unnötigen „Torturen" unterzogen; habe nur den einen Wunsch, als gesunder Mensch, der er sei, spazierengehen u. wieder arbeiten zu dürfen. Diese Art der Behandlung sei nach seinem Gefühl, auf das man doch auch Rücksicht nehmen müsse, völlig verkehrt, - „die ewige Hetz mit den Medizinen!". Läßt sich aber leicht begütigen, ist sehr liebenswürdig. Gähnt ein paar Mal, versucht Zeitung zu lesen, ist aber nicht dazu imstande.

Abends: Trional 2,0g, kann aber bis 2h nicht einschlafen, bekommt Narcophin-Hyoscin. Um 2 ¼ Katheterisieren, Urinmenge: 1200g. Schlief von ½ 4 bis 9h. Bein weiterhin abgeschwollen.

Nachtbericht 23./24.: Herr L. war meist sehr unruhig, hatte ½ 12 und ½ 2h reichlichen, breiigen Stuhlgang; wollte gegen 2 Uhr das Bett verlassen.

Um 2 ¼ Katheterisation mit nachfolgender Spülung, Injection. Daraufhin eingeschlafen bis morgen 8 ½ Uhr. (½ 4).

Herr L. nahm nachts 1 Traube, 2 Semmelschnitten und 2 Glas Fachinger zu sich,
rauchte auch mehrere Zigaretten.

Schlaf: 5 Stunden.

Samstag, 24. Februar:

Im ganzen recht befriedigender, ruhiger Tag!

Urinmenge morgens: 1200g, Temperatur: 37,8.

Thrombosierte Vene deutlich als harter dünner Strang am linken Unter- u. Oberschenkel zu fühlen, unterhalb der Eintrittsstelle in die V. femoralis druckempfindlich. – Nachmittags Consilium Geh. Rat. Kr. und v. Müller. Patient sehr
aufgeräumt, ideenflüchtig.

Resultat: Massenhaft Colibacterien im Urin, keine Cylinder oder geschwärzte
Epithelien, wenig Erythrocyten, zahlreiche Leucocyten, entsprechend Lymphocyten.

Badeverbot! Einschränkung der Flüssigkeitszufuhr, mehr heiße, als kalte Ge-
tränke.

Bei Puls über 100 Digipurat 2x0,05. Blutdruck(R-R) 125mm Hg!

Patient macht müden Eindruck gähnt mehrmals, bekommt 2,0 Trional.

Um ½10h Katheterisation u. Spülung; Urinmenge: 1100g. (Tagesmenge=2300g);
bekommt dann noch Narcophin-Hyoscin (0,0004) einspritzung, schläft ziemlich
bald ein.

Nachtbericht 24./25: Herr L. war ruhig, schlief um 10 ¼h ein, erwachte um 3 ½;
nahm 1 Tasse Kaffee und ½ Glas Fachinger Wasser zu sich, rauchte dann 1 Zigarette, schlief um 4 ½h wieder ein und erwachte um 5 ¼ wieder, blieb ruhig. -
Schlafdauer: 6 Stunden.

Sonntag, 25. Februar

Um 8h früh kateterisiert; Urinmenge: 800g (Ref.), ließ es sich ganz gut gefallen.
Temperatur: 37,8. Puls: 88.

Im Laufe des Tages, bes. nach Tisch, etwas ungeduldig, verlangt wiederholt
dringend in´s Bad, klagt unter Brennen und Stechen in der Ferse, sodaß er auf
½h aus der Schiene befreit werden muß. Beruhigt sich wieder, bittet vorgelesen

zu bekommen, ist aber noch nicht imstand, längere Zeit zuzuhören. Allmählicher Stimmungsumschlag in fast ausgelassene Heiterkeit, läßt sich anstandslos kateterisieren (5h Dr.D. 850g). Führt telephonische Gespräche durch sein „Speculum" oder die „Kanone" (=die durchlöcherte, kaputte Urinflasche), die er immer unter der Bettdecke hat; unterhält sich dadurch mit seiner Schwester Nina, teilt ihr mit dass er jetzt in's Bad wolle, den Ärzten, wenn sie auch von Gott gesandt seien, nur auf seine Art folgen wolle und Bromnatrium für die beste Medizin halte. Spielt wieder viel mit der „Insel Kreta", wird aber ungehalten, wenn die Asche im Bett verstreut wird. Bindet ein Taschentuch um den Kopf, wie eine alte Frau oder als Gebetsriemen um die Arme, liest Runen vom Kopfkissen ab, schnarcht minutenweise mit geschlossenen Augen; begrüßt die Schwester als „Pandora", seit sie ihm einmal 1 Büchse gereicht hat. Sehr ideenflüchtig, witzig, führt mit verstellter Stimme Dialoge in allen möglichen Dialekten auf, kokettiert, scherzt, lacht und singt. -

Bekommt wegen unaufhörlichen Sprechens und drohender Gereiztheit abends Narc.-Hyoscin. Klagt vorübergehend über Schmerzen in der rechten Seite! (0,0007)+1,0 Veronal.

Nachtbericht 25./26.: Herr L. schlief um 9 ¼h ein, erwachte um 2h, reinigte sich Zähne und Mund, nahm ½ Glas Fachinger zu sich; schlief 2 ¼h wieder ein, erwachte um 5 ¾h; war ruhig, rauchte Zigaretten.
Schlafdauer: 8 ¼ Stunden.

Montag, 26. Februar:
Vormittags 7 ½h Kateterurin 650g. Temperatur: 38,1. Abends 1/2 9h Urinmenge 1500g, trüb, übelriechend, sehr schwach sauer (Darmgase!); Temperatur: 38,5. Stuhlgang: Reichlich, ohne Einlauf.

Schon von morgens an ziemlich gereizt und geladen, telephoniert, erklärt, daß das sein Bein sei und er keinen andern Wunsch habe, als aufzustehen und damit in's Bad zu gehen, das sein Bad sei. Protestiert gegen die Schiene, dabei ganz blaß vor Erregung. – Da nicht mehr zu halten, kommt Patient (Dr.Qu.!) um 2 Uhr in's Bad im Zimmer, bleibt darin bis 7h abends, unter Aufstellung eines Beinbewachungspostens. Ist darüber sichtlich befriedigt, beruhigt sich bald, spricht und hantiert aber unaufhörlich. Decoriert sich mit Handtüchern, spielt mit „Miß Wood" (dem Badethermometer = eine alte Amme) und unterhält sich mit dem Badeschwamm („Schwamm drüber"). Ist vor Ablenkbarkeit durch fortwährend neu auftauchende Vorstellungen, die zu allen möglichen, teils ganz unsinnigen Klangassoziationen neu verleiten, nicht imstande, eine einfache kleine Anekdote zu Ende zu erzählen, trotz mehrmaliger Bemühungen, den Faden wieder zu finden. Fängt auch immer wieder, nach seinen eigenen Worten, an, „die Sprache zu mixen", fischt „Complimente" aus dem Badewasser, das er vorübergehend als „Petroleum" bezeichnet, spricht von seinem Cyclopenauge auf der Stirn, von Hamur Rabbi und Moses, der eine „schwere Zung" gehabt habe, weshalb nun alle kleinen Kinder stotterten u. sf.

Im Bett zunächst sehr ekstatisch erregt, nach dem Kateterisieren beruhigter. Bekommt 1,0 Veronal und Pantopon-Hyoscin (0,0005) und schläft bald ein.

Nachtbericht 26./27: Herr L. schlief um 9h ein, erwachte um 4h war ruhig; reinigte sich Zähne und Mund, nahm 1 Tasse Kaffee sowie 1 Glas Fachinger zu sich, rauchte dann einige Zigaretten. Um 5 ½h etwas weicher Stuhlgang. Schlafdauer: 7 Stunden. Temperatur 6h früh: 37,8. Urinmenge: 775g

Dienstag, 27. Februar:
Ziemlich kritischer Tag! Patient ist von früh ab reizbar, ärgerlich, ablehnend. Klagt momentan über Schmerzen in der linken Seite, „an der Rippe", wird vorübergehend blaß und dyspnoisch. Puls gut, etwas beschleunigt, 94; nachmittags Ansteigen auf 104 pro Minute, bekommt Digipurat 0,1g.
- Nachmittags: Urin: 600ccm, Temperatur: 38,1. Blutdruck: 135mm Hg.
- Nachmittags und besonders abends wieder sehr verwirrt und unruhig, will sich nicht kateterisieren lassen. Außerordentlich ideenflüchtig. Erklärt, dass er den Föhn, der heute weht, nicht vertragen könne, bekomme dann immer Stechen in der rechten Schläfe; auch sei er so sensitiv, daß er schon beim bloßen Gedanken an ein Leiden, z.b. Asthma, Atembeklemmungen bekommen könne. Behauptet wiederholt nur ein Auge zu haben, hascht nach Fliegen in der Luft, will fortwährend sich „entbinden" (Hyoscinnachwirkung?). Vermag nicht, einen Satz folgerichtig zu Ende zu führen, gleitet immer wieder auf Nebenbahnen ab, sehr häufig durch zufällige äußere Eindrücke bestimmt. Zeigt gelegentlich Andeutungen von Echopraxie. Spricht viel vom Tempel Schiro, der noch gebaut werden müsse, wird heftig, wenn von Geld irgendwie die Rede ist, fährt auf, als er bei Ref. den Trauring erblickt; spielt mit einer roten Fadenrolle, der „Arachne". Häufige Wie-

derholung derselben Wendungen, wie „Gott sei Dank, noch so dumm!" – „ich nenne keine Namen" – „mach´ mir keine Wippchen vor!" u. ä. Fingiert Telephongespräche, glaubt seine Schwester Nina im Haus, verwahrt sich gegen Masturbation u. gegen „Zeichendeuterei" hinter seinem Rücken. Nach dem Abendbrot heftiger Erregungszustand: Brüllt laut, strampelt alle Decken fort, wirft mit Kissen und Wärmflaschen um sich, zerbricht eine Porzellanschale, ist kaum zu halten; bittet dann gleich wieder um Verzeihung.

Nach 1,0 Veronal und Narcophin-Hyoscin(0,0007) nach ½ Stunde verwirrte Reden, dann Schlaf.

Nachtbericht 27./28.: Herr L. schlief um 7 ¾h ein, erwachte um 12h, reinigte sich Zähne und Mund, nahm ½ Glas Fachinger zu sich; schlief um 12 ¼h wieder ein, erwachte um 1 ¾h wieder, war ruhig. Nahm eine Tasse Tee und 2 Schnitten Milchtoast zu sich rauchte dann 3 Zigaretten. Um 2 ¾h wurde Herr L. kateterisiert, wurde hierauf sehr unruhig, bekam um 4 ¼h ein Brompulver, worauf er ruhig wurde, aber nicht mehr einschlief.

Schlafdauer: 6 Stunden. Urinmenge: 400g. Temperatur: 37,5.

Mittwoch, 28. Februar:

Temperatur: 37,5; Puls: 98,92; Urintagesmenge: 1.400 (400+500+500).

Besserer Tag, als zu erwarten stand! Patient ist heute außerordentlich verwirrt und ideenflüchtig, doch im ganzen gut im Bett zu halten. Venenstrang etwas weniger hart fühlbar; gelegentliche Klagen über Schmerzen in der linken Seite. Stuhl nach Einlauf vorm. reichlich.

Die Klangassoziationen treten heute schon auf, wenn nur ein ungefährer Gleichlaut vorliegt; für längere Zeit wird immer die gleiche Satzform u. dieselben Wendungen gebraucht, sehr häufig ist zu beobachten, daß Patient die richtigen Worte nicht so rasch findet, und dann andere dafür einsetzt, die nur in lockerer Beziehung zu der angeregten Vorstellung stehen. Z.B. „Sie ham eben gesagt – waren Sie schon in Siam?" „Was hab´ ich denn da heraus gezogen? – Das ist doch keine Auster! Das ist doch kein Auge zum sehen, denn die Nerven und Sehnen – ich habe sehr Sehnsucht, denn ich weiß doch genau, - da sind wir wieder in Genua! Sie waren doch schon in Ceylon! Ich trinke immer Cylontee, denn das Tetragramm" – „ Das ist doch ein Gänsekiel (der Zigarrenhalter), die Lilie auf dem Felde, natürlich, eine Tür ist doch nur ein Thor. Ich arbeite immer in meinem Laboratorium, - Herr Dr. Deuringer, wissen Sie, was Ohren sind? Ham, Monogramm, wissen Sie, das ist vielleicht ein Rätsel, aber ich bin nicht hier um Rätsel zu raten. Sie sind weit gereist, seitdem wir uns zuletzt gesehen haben, der Zweifel ist aus meinem Herzen gewichen, das Herzblatt, - and my wedded wife is here near me. Schweigen ist besser als Gold, hören Sie, Herr Doktor, aber das Leben ist kein Jammertal. Herr Dr., Sie sind als Aseptiker angezogen, meine Religion ist die Skepsis, - Exegesis. Ich kann kleine Kinderlieder singen, - nur keinen Ärger. Die schönsten Erinnerungen eines jeden sind doch das Schönste auf Erden, sonst wäre es schlimm. Meine Neffen nennen mich Onkel Dim, das wissen Sie am besten. Waren Sie schon in Siam? Ich war auch schon in Babylon, ich habe viel geträumt, - an französischen Kaminen, - diese Wunschmaid steht bei mir, (F. D.) denn die Götterdämmerung ist eine and´re Sach! Ich habe einen Sohn geboren, ich habe schon viele Söhne geboren, ich habe nur eine Religion, die reinste, das ist die Ehe, und die Ehe ist da, um Kinder zu produzieren. Aber ob Adam und Eva diejenigen waren, - es gibt viele Kinder, - Kindermärchen, - Weisheitszähne, - mir ist ein Zahn gezogen worden ... auweh, auweh, au!" (weint wie ein Kind etc.)

Nachmittags ist Patient trotz verhältnismäßiger Ruhe völlig verwirrt, liegt diagonal im Bett, ganz über den Rand vornüber gebeugt. Fingert in delirenter Weise hinter und an dem Nachttischchen herum, schiebt es fort, klappt es auf und zu, unterhält sich halblaut in die Ecke zwischen Tischchen und Bett hinein, lacht bisweilen halb belustigt, halb verlegen auf. Liest Worte aus der auf der Glasplatte verstreuten Asche ab, telephoniert mit seiner Schwester u. einem „Herrn Mayer" bittet dazwischen immer um Entschuldigung, da er zuhören müsse. Lacht in die Kissen hinein, dreht den Kopf nach der Seite, zeigt mit dem Finger zum Kamin, weil der „Föhn" sich dort wieder bemerkbar mache. Äußert von Zeit zu Zeit halblaut „da hab schon wieder jemand geloge", kann aber nicht mehr angeben, was gesagt worden ist, hört nur die Uhr ticken. Fingert in eigenartiger Weise mit den Fingern im Gesicht herum, steckt den Kopf unter die Bettdecke, um zu untersuchen, was denn da eigentlich los sei; zieht nacheinander sämtliche Gummiwärmflaschen aus dem Bett hervor, beklopft oder streichelt sie unter Loben und Schelten: „Der war brav, der hat nit geloge, aber der!" Greift öfters in die Luft, als wenn er Mücken fangen wollte, erklärt auf Befragen mit verschmitztem Lächeln, es sei nichts gewesen, oder vielleicht „a fly". Erschrickt, als er einen Ring sieht, - „um Gottes willen nicht!", hat dabei ängstlichen Gesichtsausdruck.

Als er draußen Schritte hört, plötzlich ganz ekstatisch, erschüttert, breitet die Arme aus, ruft mit schluchzender Stimme, „da ist sie, meine gute Mutter!", ergreift Fr. Dr.´s Hände, als diese dann eintritt. Trinkt den Kaffee unter allerlei Ceremonien mit spielerisch verschrobenen Bewegungen. Bedient sich den ganzen Tag über fast ausschließlich des „Mannemar" Dialektes mit nur gelegentlichen englischen Einschiebseln. Will sich außer dem kleinen Kissen, das er immer zur Reise mitnehme, kein Kissen geben lassen, da der Mensch sich vor seinem Gott nicht selbst erhöhen dürfe und er auch nicht höher sein dürfe, als sein Vater (mit einem Blick auf das Bild). Bisweilen Taschenspielerkunststücke, läßt allerlei verschwinden, spuckt häufig in sein Taschentuch, - „das beste, das ich habe". Fühlt sich vollständig gesund, will aufstehen. – Schläft nach dem Abendbrot mit 1,0 Veronal ca. 1 Stunde, bekommt dann noch Narcophin-Hyoscin, darüber <u>sehr</u> ungehalten.

[Sütterlin-Schrift A]
<u>Nachtbericht 28./1. III:</u> Ingestion 10´/4 unter starkem Widerstand, beruhigt sich aber gleich auf ... und schläft letzthin ein.
Nachtbericht am 28. II. auf 1. III. 17:
Herr Loeb schlief um 8 3/4 ein erwacht 9h 45 war ziemlich unruhig, bekam um 10 /1/2 eine Einspritzung wurde dann ruhiger und schlief um 11h ein. Schläft Nacht durch. ... Schlafdauer 7 Stunden
1/III Morgens 8h Katheter 325g ... wenig trüb. Temperatur 37,3, 92-96 Puls. nicht verengt. frühstückte schnell gut. Um 9h ... Einspritzung des linken Beins. Bleibt ganzen Morgen ruhig zu Bett. Nur wenig gereizt, spricht viel. ... mit Salol. Mittagessen 12 1/2 ... erregt dabei. Erregung steigert sich um 2 Uhr. will aus dem Bett sich... . Um 3h ins Bad gesetzt und dabei wird linkes Bein ... gehalten. In Bad anfangs ruhiger wird er gegen 5 Uhr stark erregt unter.... Vorstellungen. "Teufelstaufe" Opfers Halluzinationen: ich kann Ihnen sagen und beweisen daß Juden die größten Wucherer waren. Sehr Ideenflüchtig und ... gewaltfertig gegen Gegenstände und nicht gegen Personen. Um 5 1/2 - 6 Stuhl. reichlich. Fortdauernd stark erregt will nicht zu Bett. Durch großen Mühen endlich zu Bett gebracht. Katheter 750g ziemlich hellen .... zum Schluß fließt dickes Sediment ab. Dann Nachtessen. Schläft mit 1,5 Veronal von 9-12h. Um 12h eine Spritze Narcophin 0,003 mit Scopolamin 0,0008 Schläft ... nicht ein.

1/2 III um 2h 1/4 Stunde Schlaf, sonst immer ruhiger werdend.
Morgens 7h ziemlich gesammelt. Appetit bei Frühstück. Katheter 700g ... Harn.
2g Brom Natr. Temp. 37,7 88-92 Puls
Nachtbericht
1 III 17 Temp. Mittag 37,9
gebadet: 2 3/4-5 1/2
Stuhl reichlich 6h abends
Urinmenge abends 700
Nachtbericht I/II III 17
Herr Loeb schlief um 8h ein erwacht um 10 3/4 war ziemlich lebhaft und hat
sehr viel gesprochen bekam um 12h eine Einspritzung, wurde dann etwas ruhiger
schlief um 1 3/4h ein erwacht um 2h wieder, wurde ziemlich lebhaft und sprach
sehr viel schlief nicht mehr ein. Herr Loeb nahm eine Portion Milchtoast etwas
... mit Wasser. rauchte 2 Stück Cigaretten trank um 4h eine Tasse Café. Schlaf
gerade 3 Stunden Katheter 7h 700g Urinmenge.
2. III 17
Puls ... nicht geprüft. Um 9h Einspritzung des linken Beins feuchtwarmer ...
Brustwickel. Die Thrombose ist weniger fühlbar. Bein nicht geschwollen. ... 2
Stellen am Oberschenkel ... mit ... leicht druckempfindlich. Im Bade auch etwas
...
Bis 10h ziemlich ruhig. ... Halluzination sieht Henri II. Schloß Chambord.
Im Harn Epithelien spärliche Erythrozyten, Leukozyten, jedoch im Allgemeinen
weniger reichlich als die Tage zuvor. Besserung der Cystitis.
H Loeb rasiert sich selbst mit ... im Verlauf von 1 1/2 Stunden. .... ißt er ...
selbstständig einen Teller Suppe. Tag verläuft im Allgemeinen ruhig. Alte Phan-
tasien kamen zu Vorschein. Er sitzt auf der "Pythia" wenn er die Leibschüssel
verlangt, er will seine "Bernauermuhl", wenn er seinen Bademantel meint, etc.
Guter Appetit zu Mittag. Nachmittag. weniger unruhig als vormittgs. Hält sich
aber in Grenzen, so daß Bad nicht nötig. Um 6h unruhiger. Stuhl. Katheter 6 1/2
875g ziemlich klarer Harn. Um 7h Nachtessen, dann 1,0 Medinal schläft um 8
Uhr ein. Erwacht wieder um 9 Uhr. 0,003 Narcophin und 0,001 Hyoscin. Schläft
ein und schläft ganze Nacht.
3/III 17 Morgens 7h schläft Herr Loeb noch. Um 8 Uhr Erwachen nach 11 stün-
digem Schlaf. Katheter 500g ... nur wenig getrübten Harns. Spricht viel von
morganatischer Ehe Henri II. Oranie. ... in die Tagespolitik, die ihn bis zum

Ausbruch der Krankheit sehr beschäftigt hat. Mässig ruhig 11h umgebettet .... im l. Bein u .... Ruhiger ... 88 P.

Nachtbericht 2/3 III 17

Herr Loeb schlief um 8 1/4 ein erwachte um 8 3/4 wieder gleich umgebettet und es wurde eine Einspritzung gemacht. Schlief um 9 Uhr wieder ein. Herr Loeb schlief um 6h noch. Erwachen um 8 3/4.

[lateinische Schrift]

Samstag, 3. März:

Leidlicher Tag mit abendlichem Erregungsanstieg.

Temperatur 6h abends: 37,6. Urinmenge: 1000g. Puls: 92,-wechselnd.

Thrombose etwas gerötet und druckempfindlich. – Psychisch verwirrt, ununter-brochenes Reden, in dem neuerdings das „Skeleton in the Closet" und die „Helmholtz'sche Friktion" eine große Rolle spielt. – Nachmittags Consultation Geh.Rat.Kr., ergibt nichts wesentlich Neues. Bettruhe noch mindestens 8 Tage. - Abends 3x Medinal ausgespuckt, sehr erregt und ungnädig; nimmt es dann aber doch (1,0g), schläft nicht, bekommt um ¾10 Narcophin-Hyoscin [nicht klar lesbare Dosierung, vermutlich 0,0005 Amn. AvH] singt noch eine zeitlang, schläft dann fest ein. Einlauf erfolglos.

Nachtbericht 3./4. III: Nach der Einspritzung um ¾10 wurde Herr L. ruhiger, schlief um 10 ¼h ein, erwachte um 4 ¾, reinigte sich Zähne und Mund, nahm ½ Glas Fachinger zu sich und rauchte 1 Zigarette. War ruhig, schlief um 5 3/4h wieder ein.

Sonntag, 4. III:

Urinmenge morgens: 1125ccm, nachmittags: 550ccm, abends: 600ccm=2275-ccm.

- Temperatur: 37,9 (morgens), nachmittags: 37,7, abends: 37,7. – Puls: 92, nachmittags: 98-100, nach 0,1 Digipurat 88 pro Minute. – Brustpulver morgens und abends, sowie Einlauf bisher ohne Erfolg; viele Blähungen. Statt Salol abends Urotropin. Urin sauer, trüb, mäßig viel Sediment – Kateterisation an-scheinend etwas schmerzhaft. Thrombose i. a. unverändert, weniger gerötet. Feuchtwarme Umschläge und Flanellbinden, da Schiene nicht mehr ertragen wird.

Patient ist völlig verwirrt, auch zeitlich desorientiert. Halluziniert lebhaft, glaubt, daß draußen eine Verschwörerbande sei, daß man ihn utzen und seinen Spott mit ihm treiben wolle. Sehr erbost auf die 2 Wärter, schimpft sie Japaner, Schurken etc., gebraucht dabei auch ganz wüste Worte, meint, das schade nichts, da Ref. ja Ärztin und Schwester sei. Hört den „Phönize" im Kamin rauschen. Sehr lebhaft mit dem Bein, springt mehrmals zum Bett heraus. Unvorsichtig mit der Zigarettenasche; liefert eine Kissenschlacht, als er eingespritzt werden soll. Abends 1,0 Medinal und Narcophin-Hyoscin(0,5mg).

[Sütterlinschrift A]
Nacht 4/5 verläuft ruhig, Patient erwacht um 6 Uhr frühstückt um 6 1/2 Spülung der Blase 10/00 arg. .... von 900ccm ziemlich normalen klaren Harn, 37,6 morgen verläft ruhig im Bett unter fortgesetztem ... Reden, mit ... werdender Steigerung. Um 10h A. Ol. Rin 20,0 der ganze Tag verläuft mit der Sorge um Stuhl: Patient sitzt 2 Stunden auf der Schüssel, dann im Nachtstuhl. Er ist nur schwer beim Defaecationsgeschäft zu halten, wieder ... sich, ißt gut zu Mittag. Um 3 Uhr Seifeneinlauf
Nachtbericht 4/5 Herr Loeb schlief um 9 1/2 ein, erwacht um 10h wieder bekam eine Einspritzung schlief um 10 1/2 wieder ein erwachte 4 3/4 reinigte sich Mund und Zähne raucht 2 Cigaretten Herr Loeb war ruhig Schlafdauer 6 1/4 Stunden
Stuhl erfolgt um 4 Uhr. Er kann mit der letzten ... verschieden Antlitzen zum Vorschein: die Ritterstiefel nannte er seine Hausschuhe, ... für seinen Bademantel. "Triplex" spielte in der letzten ... auch eine ... Rolle. Gegen Abend wird er verwirrter und sehr erregt. Läßt sich um 6 1/2 den Katheterismus nur sehr schwer gefallen. 800ccm entleert von guter Beschaffenheit. Dann wird er sehr erregt, unter russischen Namen Potemkin Prinz - Porietorski fängt er an zu toben um 7 Uhr ins Bad gesetzt. verweigert jede Nahrung, im Bad etwas ruhiger, ... noch sehr heftig. Nimmt mit großer Mühe 1g Medinal im Thee um 9 1/2 ins Bett gebracht. Ingestion von 1mg Hyoscin läßt er sich sehr schwer nur gefallen schläft dann ... ein.
Nacht 5/6 verläuft ziemlich ruhig erwacht gegen 4 Uhr. Um 6 1/2 Katheter. 800g entleert, ist ruhiger, ... noch sehr labil. 84 Puls, 37,2 Temp. Umschläge um Leib und Bein. bleibt zu Bett. Ißt gut 2. Frühstückt, Stuhl um 11 Uhr. Mittagessen gut genommen. Bleibt zu Bett ... immer stark "geladen".

Nachtbericht 5/6 III 17 Herr Loeb war sehr erregt bekam um 7 1/4 ein Bad um 9 Uhr aus Bad genommen. Zu Bett gebracht 9 1/4 Einspritzung eingeschlafen erwacht 3 3/4 reinigt sich die Zähne und raucht Cigaretten trank eine Tasse Thee. Stuhl um 4 3/4 ein wenig in die Leibschüssel. Herr Loeb war anfangs ruhig um 5 1/4 unruhig. Schlafdauer 6 1/2 Stunden, Urinmenge 800 morgens 6 1/2

Um 3-4 Stuhl im Nachtstuhl entleert, wird etwas unruhiger um 4 Uhr ins Bad gebracht Viel verwirrt jedoch guter friedlicher Stimmung. Der thrombosierte Strang ist deutlich zu fühlen bis hinauf zur plica .... richtet sich dagegen nicht mehr im Bad wie bisher. Verweilt im Bad bis 7 Uhr. Dann Katheter 500 ccm klar. ... Nachtessen, immer noch ziemlich unruhig und verwirrt, verweigert die Einnahme von Medinal. Nachtmahl gut genommen, ... er etwas erregter ... wird Einspritzung um 8 Uhr 1 mg Scopolamin

6/7 Nacht ruhig. Morgens 500ccm Harn. Wenig Sediment, 36,8. 88 Puls etwas gesammelter. Verband des Beins um 9 Uhr.

[Sütterlinschrift B]

2. Frühstück (Suppe mit eingemischtem Brot) ... verhältnismäßig ... - aufgeräumter Stimmung, Mittags gelegentlich des Mittagessens etwas aufgeregter - .... daher 2,0 Bromnatrium. Nachmittags ... . Stuhl in mäßiger Menge. Dauerbad 3-7h, 8 h 1g Medinal, 9 1/2 da Schlaf nicht eintreten wollte 0,00075 Skopolamin. Von 10 h Schlaf bis 4 1/2 h morgens.

8. III. 17 5h ein Glas Apenta W. reichliche Stuhlentleerung. Morgens 10h 2gr Bromnatrium, ... Nachm. 5 1/2 Uhr um diese Zeit im Bad steigende ... mit ... Einschlag sich geltend macht

[Sütterlinschrift A]

Um 7 Uhr Bad verlassen, recht verwirrt, Katheter 600g klar. 1g Medinal, erzeugt Ruhe und Schlaf gegen 9 Uhr das erste Mal ohne Hyoscin in der Nacht ausgekommen.

9. III. 17 Erwachen um 5 Uhr, ruhig aber verwirrt, kindisch. Katheter um 7 1/2 500g feiner wenig sedimentierter Harn. 37,2 in arm 84 P. Reichlicher Stuhl. Wird zwischen 9-11 etwas erregt: Plaster Masten Gasten gottverdammten in ... Abwechslung wiederholt. 2g Br Na

Nachtbericht 8./9. III: Herr Loeb ist um 8 3/4 eingeschlafen erwacht um 4 3/4. H. L. reinigt sich die Zähne und Mund trank ein Tasse Thee ... und rauchte Cigaretten und war ruhig zu Bett. Stuhl im Topf ziemlich viel. Um 6 1/4 setzte sich Herr

Loeb auf den Nachtstuhl, Stuhl um 7 1/4 wenig weich. Katheter 7 1/2 Urin 500g Schlafdauer acht Stunden ohne Hyoscin.
Patient wird sehr erregt und kommt um 11 1/2 ins Bad, ißt darin und und bleibt bei steigender Erregung bis 6 1/2 ... drin. ... zu Bett gebracht Katheter 600g klar. 1g Medinal da darauf keine Ruhe eintritt um 9 Uhr 0,001 Scopolamin. Schlaf tritt bald ein bis morgens 6 Uhr (8 1/4 Stunden)
10 III. 17 frühstückt, nachher .... Erregung, bei Katheter 7 1/2 h 750g entleert, klar. Um 8 Uhr beginnt er sich zu "rasieren" um 9 1/2 ins Bad gebracht. Verweilt darin bis 12 Uhr. leicht ... ... "Simkiwitz". dann ... Mittagessen, das er selbst einnimmt, das erste Mal seit 3 Wochen. Dann ruhig zu Bett. (Urin 750g)
[lateinische Schrift]
Keine Darmentleerung. Nachmittags wieder sehr verwirrt und ziemlich erregt; besteigt nach langem Parlamentieren und endlosen Auseinandersetzungen das "gestohlene Bad". Nachmittags Consultation Geh.Rat.Kr.; Pat. liebenswürdig, unaufhörlich redend, dann sehr heftig. Kateterisation 7h, 600ccm; Blase noch sehr atonisch. Abends 1,0 Medinal und Narcophin-Hyoscininjection (½mg).

Nachtbericht 10./11.: [dieser wird offengelassen, Anm. AvH]

Sonntag, 11. März:
Erwachen um ½ 6h; erfolglose Nachtstuhlsitzung.
Temperatur: 36,8. Puls: 86. Gewicht: 86,8 kg (statt 95 kg!) Urin: 900g.
Mäßig bewegter Tag mit gelegentlichen kurzdauernden, heftigen Erregungssteigerungen. Von 9 bis ½ 12h Bad, dann wieder Nachtstuhl. Zahlreiche Blähungen, keine Entleerung. Psychisch gereizt. - Neuerdings ist neben den beiden Wärtern, die Pat. bei jedem Erscheinen heftig beschimpft und bedroht, auch die Schwester in Ungnade gefallen, wenn sie sich zeigt, solang Patient im Bad ist.
– Nachmittags Seifeneinlauf, bald danach sehr reichliche Stuhlentleerung. Kommt um 3 bis 7h wieder ins Bad, redet unaufhörlich, nicht zu fixieren. Versucht aus Bett und Bad heraus zu steigen, sobald er eine Minute allein gelassen wird. – Abends beim Essen sehr erregt, schaukelt das Wasser heraus, fletscht die Zähne, rollt die Augen, macht allerlei pathetische und verschnörkelte Bewegungen, stößt dabei den Teller zurück, ergreift Tisch und Stühle um damit herumzufuchteln etc. Das „gestohlene Bad", das „Skeleton in the Closet", der „verdammte Schines" spielen wieder eine große Rolle. Beim Kateterisieren außerordentlich

ungebändig, brüllt, schnaubt, zischt, speichelt, schlägt um sich, bäumt sich auf, so daß die Spülung (Urinmenge 500g) vorzeitig abgebrochen werden muß. Puls: 88 – Abends 1,5 Medinal; liefert noch eine ausgiebige Kissenschlacht, schläft gegen 9 Uhr ein.

[Sütterlinschrift B]

Nacht sehr ruhig Erwachen um 5 3/4 frühstückt ohne viel Zureden leicht vom ...gehend, wenn auch unter fortwährendem und wirrem Sprechen ohne jeglichen Zusammenhang, ohne jegliche Satzbildung. Stuhlentleerung trotz längerer Sitzung nicht, Temp. 37,1 Puls 94. 9-12h Bad, verhält sich im Ganzen ruhig in demselben. Vena saphena im oberen Teil des Oberschenkel ... nicht mehr, von unterem als ..... harter Strang deutlich fühlbar, völlig reizlos .... unempfindlich auf Druck. Katheter: Urin Menge 600 ccm. mäßige Trübung. Mittagessen geht ohne besonderes Zureden selbst vonstatten Nachmittag Bad bis 6 1/2h Urin 600ccm

Schlaf und ruhig+ tief mit kurzer Unterbrechung um 5h morgens bis 7 1/2 nach Injection von Scopolamin 0,0008

13.III. Pat. erwacht sehr ruhig, spricht kurze Sätze in logischer Gedankenfolge, wünscht ohne Aufforderung "guten Morgen" fordert auf, sich einen Stuhl zu holen, Platz zu nehmen. Tep 37,5 Puls 88. Urin Menge 650. - Bad. Pat ist verhältnismäßig sehr ruhig + trüber gestimmt, lacht nicht, nimmt Mittagessen ohne besonderen Aufwand an Zuspruch. Auch der Nachmittag verläuft auffallend ruhig im Bad.

[Sütterlinschrift A]

Katheter Abends 650g um 7 Uhr 1,5 Medinal da H. Loeb bis 9 Uhr nicht einschläft. Gegen 9 Uhr wieder unruhiger 0,0008 Hyoscin. Schläft bald ein Erwachen um 4 Uhr schläft wieder ein

Morgens reichlicher Stuhl

14. III. 17 Katheter um 8 Uhr 500g ohne Sediment, dann nur Stuhl. Um 9 Uhr ins Bad gesetzte 92 P. Gewichtsabnahme auf 86,9 Kilo. Spricht immer dieselben Sachen ohne Unterbrechung "..., wir bauen am Tempel Schirach", zeitweise explosiv, gewöhnlich aber ruhig und gutmütig. Um 12 Uhr zu Bett isst gut zu Mittag. In den Nachmittagsstunden erregter um 3 Uhr Bad.

Nachtbericht 13/14 um 9 Uhr eine Einspritzung, schläft um 9 1/4 ein wacht um 3 3/4 reinigt sich Zähne Mund setzt sich auf den Nachtstuhl, Stuhl sehr viel weich. H. Loeb trank ein Glas Aperta... ein Glas Fachinger dann ein Tasse Thee, raucht

2 Cirgaretten ging um 5 Uhr wieder zu Bett. Schlief 5 1/4 wieder ein Schlaf bis 7 Uhr. Schlafdauer 8 Stunden
bleibt dann bis 7 Uhr ist im Bad und etwas widerwillig 3 Teil ... Um 7 Uhr zu Bett gebracht 1,5 Medinal schläft nicht ein daher gegen 9 Uhr Spritze 0,008 Hyoscin
15 III 17 Morgens etwas ruhiger Katheter 7 1/2 425g klarer Harn. in der Oese des Katheter kleines Schleimgerinnsel, sonst Harn ohne ... bleibt zu Bett bis 9 Uhr dann ins Bad den ganzen Tag. Patient ist ... wieder spricht in einem fort, Vorax ... Berax etc. ist immer wirrer und ... für einige Sekunden stark erregt ... wenn er in der Umgebung sich ... oder wenn er sprechen hört. Seit gestern immer das gleiche Bild: wirres Reden in gleichen Wortklängen.

Nachtbericht 14./15 III. schläft 9 1/4 ein wacht 3 1/4 reinigt sich die Zähne und Mund geht auf den Leibstuhl. Sehr viel weicher Stuhl trinkt 2 Glas Fachinger, Tasse Thee und einen Keks. raucht eine Cigarette geht 4 1/4 wieder zu Bett schläft 4 1/2 ein. Erwacht 6 3/4 schlaf 8 1/4 Stunden.
Stuhl 7 1/2 viel ... Puls 88 Temperatur 36,7
Bis 7 Uhr im Bade sehr erregt. Badedauer 10 Stunden. Zu Bett gebracht stark erregt wie ... Ganz wirr
Katheter wieder Schwierigkeiten ... unruhigen Patienten. 750 ccm entleert, nimmt ... Medinal. Sandelölpillen. Ein ... Nachts 9 Uhr 0,008 Hyoscin dann kein Schlaf ...
16 III 17 erwacht schon vollständig wirr. Frühstück 7 3/4 Katheter 450g entleert. 88 37,5 wird um 9 Uhr ins Bad gebracht: spricht viel von "Meineid" fortgesetztes Reden z. Teil aber ... kann nicht gesammelt werden durch Anreden.
Nachtbericht: 15/16 H. L. erhält um 9h eine Einspritzung schlief ein 9 3/4 und erwacht um 4 1/4 reinigt sich die Zähne und Mund trinkt ein Glas Fachinger schlief um 4 1/4 wieder ein. Erwacht 7h Schlafdauer 9 1/2 Stunden.
nimmt um 10 h Milchtoast immer gleich unruhig, bleibt im Bade,
[Sütterlinschrift B]
verläßt dasselbe um 7h nachdem Abendessen ohne Schwierigkeiten genommen...
Katheter 700g leicht milchigen Urins. 1,5 Medinal beruhigt und gegen Abend etwas lebhafter .... Kranken ... ... aber nicht zum Schlaf zu bringen daher 8 3/4 Scopolamin 0,0008, woraufhin bald tiefer Schlaf (Schnarchen) eintritt. Nacht

ruhig - Erwachen aber schon um 4 3/4 Früh. Ziemliche Unruhe mit lautem wirren Schreien.

17/III Frühstück, Stuhl nach Seifenwasser- Einlauf ungenügend, trotzdem ... zuvor am Abend .... verabreicht worden war. Urim mit Katheter ...... in Menge von 700 ccm.

Körpergewicht 86,5 Ko (173 Pfund) Bad. Temp 37,1 Puls 88

[lateinische Schrift]

Badedauer von vorm. 10 – 7h abends, davon ca. 1 Stunde auf dem Nachtstuhl. Urinmenge abends: 500g. Schlaf mit 1mg Hyoscin 7 ½ Uhr. Bekam tagsüber 4 Stück Sandelölpillen.

Psychisch: Stark verwirrt, nicht zu fixieren. Sehr unruhig, sowie er Schritte oder Stimmen im Badezimmer hört. Bei Eintritt des Wärters regelmäßig außerordentlich aufgeregt, schleudert ihm allerlei wüste Schimpfworte entgegen, stößt mit dem Fuß an den Eimer, springt aus der Wanne auf, um ihm den Besen zu entreißen. Die Bezeichnungen „Savonarola", „Gottverdammter", „Papst Julius", „Henri II" wiederholen sich am häufigsten. Außerdem spielt neuerdings der „Meineid", „Ceasars ghost" und „Herr Doktor Busch" in allen Schattierungen wieder eine große Rolle. Die unaufhörlichen Reden bestehen aus Wort =, höchstens Satzbruchstücken, meist englisch u. werden mit endlosen Abwandlungen („Hamster-Bimster; Bamster-Limster", und ähnliches) und oft in singendem Tone unter wechselnden Gesticulationen bald drohend, bald pathetisch, bald scherzhaft vorgetragen. Gegen Abend (Consultation Geh.Rat.Kr.!) erreicht die Erregung Grade von bisher nicht beobachteter Stärke, sodaß schon vor dem Kateterisieren injiciert werden muß. Patient ist nahezu heiser, zeigt braune und blaue Flecken an Armen und Beinen, trockene borkige Lippen, braune, dickbelegte Zunge.

Nachtbericht 17./18.: Schlaf von 7 ½ bis 4 ¼h; hatte nachts Stuhlgang, ziemlich viel, geformt. Rauchte, trank Apenta, war ruhig, schlief aber von ½ 6 Uhr an nicht mehr.

Sonntag, 18. März:
Urinmenge morgens: 575, abends 400ccm. Temperatur: 37,1. Puls morgens: 88, mittags: 84, abends: 96.
Dauerbad von 9 – 7h abends.

Psychisch wenig besser als gestern. Beim Wassernachfüllen, sowie bei Erscheinen der Schwester immer drohend, brüllt, schimpft, will aus der Wanne steigen, schwappt dabei das Wasser eimerweise heraus. Zerschlug gestern einen Teller; ißt auch heute schlecht, unappetitlich, unter fortwährendem Deklamieren, Prusten, Gesichterschneiden. Abends wieder <u>sehr</u> stark erregt, Flucht aus dem Bett, Kissenschlacht; nach 1mg Hyoscin starkes Erbrechen.

[Sütterlinschrift A]

19. III 17 Herr Loeb ist morgens schon stark verwirrt und unruhig. Guter Stuhl ohne Urin Katheter um 8 Uhr 850 g ohne Sediment. ... bleibt daher weniger ruhig bis 10 Uhr zu Bett. Dann ins Bad gebracht bleibt darin 16 Uhr zeitweise starke Erregung mit starken Muskelaktionen. ... ... mit den .... stets .. ungereimtes Reden

NB in der Nacht <u>beim Stuhl ca 200g</u> Urin <u>entleert </u>das erste Mal. 82-90 P-Thrombose weniger zu fühlen. ...

Nachtbericht 18/19 um 8 Uhr eingespritzt wird ruhiger. Um 8 3/4 stellt sich ziemlich starker Husten u. ... etwas Erbrechen ein schlief um 8 1/2 ein erwacht um 2 1/4 reinigt sich Zähne und Mund setzt sich auf den Nachtstuhl: Stuhl reichlich und <u>weich</u> ob Urin dabei gewesen nicht ganz sicher. Trinkt ein Glas Fachinger und eine Tasse Thee, ass 2 Kekse rauchte eine Cigarette ging um 3h wieder zu Bett. Schlief um 3 wieder ein. H.L. ... erwacht um 7 Uhr. Schlafdauer 9 1/2 Stunden.

---

dann gegen ... im Bade ... ruhig.... erregt. Spricht immer zu Gorax Lorax Berax Ginster Bimster god dammend lie etc. Im Urin Kolibacterien in Urinkultur. Ißt 6 1/2 zu Nacht im Bad 0,6 Luminal zum Schluß. Um 8 Uhr Katheter 500g wird ruhiger in Bett, schläft aber nicht ein, darum um 9 Uhr 0,8 mg Hyoscin. Schlaf erfolgt.

20/III 17 Herr Loeb erwacht um 7 Uhr ziemlich gesammelt, er spricht wie geht es Ihnen, wie geht es Ihrer Familie. Jetzt will ich Ihnen eine Geschichte von mir ... erzählen, er kommt aber nicht weiter. Dann sagt er: wissen Sie nun Bescheid ... meine Phantasie, ich habe einen Hass, ich darf nicht sagen auf wen. Man sollte mich aufstehen lassen, ich müßte ... die ... wird benutzt um ihn im Stehen zum Urinieren zu bringen alles vergeblich. Längeres Stehen schien auch gefährlich.

Er sitzt auf dem Nachtstuhl, während dessen Katheter 400g entleert. Die Ideenflucht fängt wieder an. 88-92 P. Um 9 Uhr ins Bad gebracht. Bleibt darin den
ganzen Tag. Ist leidlich ruhig mit nur kurzen geringen Exzitationen ist gut zu
Mittag dann reichlicher Stuhl.

Nachtbericht 19/ 20 III um 8 1/4 zu Bett gebracht, katheterisiert 500g. gut gegessen den Tag über 6 Stück Sartalölcapseln. Um 9 1/4 Einspritzung
Eingeschlafen 9 1/2 erwacht 4 1/4 reinigt sich Zähne und Mund und schläft wieder ein um 4 1/2 wacht 5 1/2 nahm eine Tasse Thee raucht Cirgaretten bleibt
ruhig zu Bett. 5 3/4 wieder eingeschlafen und erwacht 7 Uhr. Schlafdauer 9 St.

---

den Nachmittag über ruhig im Bad ab und zu etwas ausfallen. Jedoch immer
wirrer, ist im Bad zu Nacht um 6 1/2 um 8 1/2 zu Bett gebracht mit Katheter
400g entleert. 1,0 Medinal 6 Sartalpillen. Schläft nicht ein, darum um 9 Uhr noch
0,8mg Hyoscin. Schläft nach 1/4 Stunde ein
21. / III Erwacht um 7 Uhr ziemlich concentriert, frägt wenn es geht, daß heute
Frau ... und Mutter kommen? freute sich über den schönen Sonnenschein. Ißt
teilweise selbst sein Frühstückt. mit Katheter 300g klaren Harn entleert: wenig
Sediment, ganz wenig Leucozyten ..., ... Natron. Um 9 Uhr geht er ins Bad, ist
den ganzen Morgen ganz ruhig im Bade; wie immer redend: Gamster Bambster
etc. dazwischen hin und wieder klarer: wie es uns geht ob Zuhause alles Wohl
sei? Puls 84 T 37,3

Nachtbericht 20 /21 um 9 Einspritzung schläft 9 1/4 ein erwacht um 3 Uhr reinigt sich Zähne und Mund trinkt 2 Glas Fachinger uns schläft wieder ein erwacht
um 7 Uhr

[Sütterlinschrift B]
21. III Abends Katheter 700 ccm wenig getrübten Urins. Spülung mit Bromwas-
ser. der Nachmittag war im Bade ruhig verlaufen mit ... lebhaften Erregungszuständen, die aber immer wieder sehr rasch sich legten, namentlich auf ruhiges
Zureden hin. Stuhl war am 21. III nicht eingetreten, daher Abends und am Morgen darauf je 1 Kapsel ...
28. III. Erwachen um 4 1/2 Pat. war auch nicht mehr eingeschlafen. Nach dem
Frühstück reichlicher geformter weicher Stuhl - ... überwiegend. Temp. 37,- Puls

82. Urinmenge mit dem Katheter entleert 600 ccm. Pat ist vormittags noch ruhig wenn er auch fortgesetzt u. ohne jegliche Unterbrechung wirres durcheinander spricht. Auf gewisse gestellte kurze Anfragen, die nur eine kurze Antwort zur Beantwortung brauchen wird gereizt + ... reagiert. Nachmittags nochmal Stuhlentleerung in gleicher Beschaffenheit wie vormittags. Der ganze Tag verläuft sehr ruhig. Herr Loeb fängt auch an, die Uhr richtig zu erkennen, trinkt mit dem Glas in der Hand selbst + ißt breiige ... selbst mit den Löffel. Abendliche Urinmenge 650 ccm, Medinal 1,0 Hyoscin abends 9h 0,0008 Schlaf bis 4 1/2h dann 22/23 III nach Reinigung der Zähne mit 1/2 stündiger Unterbrechung bis 6 1/2, Katheter (n. 16) befördert nur 350 ccm Harn dunkel + nur wenig

23. III getrübt, läuft unter etwas zu großem Druck ab. Gewicht 87,2 Kg, Gewichtszunahmen seit 19. III 700g

[Sütterlinschrift A]

Herr Loeb bleibt den ganzen Tag ruhig im Bade, nur wenig ... fortwährendem wirren Reden. Um 7 Uhr Abends Bad verlassen nachdem er hastig zu Abend gegessen, es erfolgte reichlicher Stuhl, dann starke Erregung, in dieser katheterisiert 750g dann um 8 Uhr eingespritzt 0,8 mg Hyoscin. Schläft 9 Uhr ein.

24/ III Erwacht ziemlich ..., frühstückt, Versuch zum spontanen Urinieren im Liegen in Bett, im Stehen vor dem Bett, solange es die Thrombose erlaubt, Bein wird immer noch beim Stehen cyanotisch, auf dem Closett im Sitzen. .... gelingt es dem ... . Urin spontan zu lassen, ... Blase genügend gefüllt. Katheter entleert 8 Uhr 750g klaren ... Harns. Um 9 Uhr H. Loeb ins Bad ... Fortwährend ruhig ... darin bis zum Mittagessen, das er im Bade selbstständig ißt. Fortgesetzt ruhig im Bade

[lateinische Schrift]

Nachmittags ruhig im Bade, sehr ideenflüchtig, bricht noch oft mitten im Worte ab; ist sehr liebenswürdig, zeigt auffallenderweise fast gar keine Neigung zum Rauchen mehr. Als Patient Schokolade und Zwieback zu sich nehmen soll, plötzlich sehr erregt, ist nur durch allerlei Kunstgriffe zum Trinken zu bewegen; schnappt nach dem halben Zwieback, schluckt ihn in großen Stücken herunter, stößt wiederholt die Tasse zurück, trinkt dann die Hälfte in großen, hastigen Schlucken herunter, während die andere Hälfte verschüttet wird.

-Consultation Geh.Rat.Kr.: Zunächst sehr freundlich, beim in's Bett gehen erregt, reißt den Bademantel herunter, gesticuliert und deklamiert heftig, meist in der Form „und wenn das mein Bein nicht ist, so kann ich doch kein Teufel sein" etc., immer in halb singendem Ton und unter drohendem Mienenspiel.

Katheterurin abends: 350g, fließt etwas rascher ab als gewöhnlich; Puls: 88.

Da 1,0 Medinal wirkungslos, 9h Narcophin-Hyoscin 0,8mg.

Nachtbericht 24./25.: Herr L. schlief 9 ½h ein, erwachte 4 ¾h; trank 1 Glas A-penta, schlief um 5h wieder ein, erwacht 5 ¾h, blieb ruhig im Bett. Hatte sehr viel weichen Stuhlgang.

Sonntag, 25 März:

Urinmenge morgens 8h: 700g. Temperatur: 37,4. Puls: 84.

Im ganzen verhältnismäßig recht ruhiger Tag. Pat. ist vormittags von ½10- ½12h ruhig im Bad. Spricht fortwährend halblaut vor sich hin, raucht nicht. Setzt mehrmals zum Conversationston an, erkundigt sich, wie es Ref., ihrem Vater, ihrem Mann geht. Nimmt wieder etwas mehr Notiz von der Umgebung, sucht sich über Datum und Zeitverhältnisse klar zu werden; erinnert sich an den vor Wochen mit Ref. gemachten Spaziergang; Andeutung von Krankheitsgefühl. Spielt wiederholt auf seine Heiratsabsichten an, meint, daß er da „keinen Mein-eid" geschworen habe. Klopft an die Türe, fühlt sich offenbar zeitweise belästigt durch jemand oder etwas, „was hinter mir" ist, und das er nicht sehen könne. Fängt aus der Luft die „Lügen" ab, sieht „Schwalben" vor dem Fenster vorbeihu-schen „telephoniert" mit Bekannten, Verwandten und Doktor Busch in eine Ecke der Badewanne hinein, wobei er dann mit komisch verstellter Stimme sich selbst Antwort gibt.

Von ½12-2 ¼, mit Ausnahme der Mittagessenszeit auf dem Nachtstuhl, wird sehr erregt, will nicht in's Bett, bleibt unter lautem Räsonieren im Lehnstuhl sitzen. Durch Zureden nur noch Steigerung der Erregung, wird schließlich samt dem Sessel in die Badestube gefahren, besteigt unter Protest die Wanne, beruhigt sich im Wasser sofort. Wird sehr müde, gähnt wiederholt (Urinlassen?), bleibt von ¾3- ½8 ruhig im Bett; schließt bisweilen die Augen, schweigt bis zu 2 Mi-nuten Dauer! ½8- ½9 wieder Bad, dann Katheterurin 350g, spannt sehr stark, schleudert Kissen nach „Cäsars Geist". Da durch 1,5 Medinal kein Schlaf er-reicht werden kann, 9h noch Narcophin-Hyoscininjection (0,8mg), gegen die Pat. sich heftig sträubt. Bemerkenswerte Assoziation: Beim Einfädeln einer Nadel spricht Pat. plötzlich von „Kameelen", ist sichtlich erfreut, als Ref. den Zusammenhang begreift!

[Sütterlinschrift B]

Unter Tags waren 3x je 2 Capseln Ol. Sartol verabreicht worden seit ca 8 Tagen täglich

25/26 III Nacht ruhig Erwachen 6 1/2 Gewicht unverändert.

26 III Temp. 37,4 Puls 92 Urinmengen mit dem Katheter entleert: 450 ccm wenig trüb durch das Sart. Ol. stark aromatisch riechend. Stuhl stark übelriechend in mäßiger Menge. Frühstück wird nicht eingegeben sondern selbst genommen ohne....

eine Stunde lang auffallend ruhig und klar geführter Gespräche, in denen Pat. von seinem Garten in München erzählt, von den Blumen und Sträuchern die er mit lateinischem Namen bezeichnet. 9h-12h Bad - ... Bett, in dem Pat. aber nicht recht zur Ruhe kommt, daher nochmal Bad 4-7h den ganzen Tag ... zeit fortgesetzter wirrer durcheinander Reden doch nicht mit gedämpfter ... Stimme und in früherer Verfassung, während ... Abends 350 ccm Urin, sehr dunkel Spülung mit Brom, wieder Hyoscin 0,0008 --------

tiefer Schlaf schon nach 1/4h, Erwachen um 7h Schlaf 9-7 also 10 Stunden

27. III Temp 37,1 Puls 84 - Urinmenge:

frühstückt selbstständig anscheinen mit Apettit... Stuhl reichlich, sehr übelrichend. Pat. anfangs ziemlich klar - schnell aber mit ziemlich lautem ... wieder wirr durcheinander sprechend: Bad.

[Sütterlinschrift A]

Bett 7 Uhr

Katheter um 7 3/4 600 ccm. 1 1/2 g Medinal dann um 9 Uhr 0,6 Hyoscin schläft ein

28. III Erwacht 6 3/4 ziemlich ruhig und concentriert, frühstückt selbst kommt Stuhl um 8 Uhr mit 100g spontanen Urin. Zu Bett bis 10 Uhr dann mehrmals Stuhl mit 50g spontanen Urin. Um 10 Uhr Bad. Uriniert um 11 Uhr im Stuhl in die ... 30g.

Mittagessen im Bad, dann Stuhl im Bad. Ein ... entleert, die ... hat: Einfach Schleim mit Pflanzendetritus keine ... Zellen darin Stärke ... Pan...zellen mit Chlorophyll. Dann um 1 1/2 zu Bett gebracht um 2 1/2 katheterisiert nicht ganz 700 ccm Harn.

Um 5 Uhr wieder ins Bad

Nachtbericht 27/28 um 9 Uhr eingespritzt schläft 9 1/2 ein erwacht um 2 1/2 reinigt sich Mund und Zähne. Tasse Thee und Glas Fachinger genommen. raucht eine Cigarette schläft um 3h wieder ein. Erwacht 6 3/4 8 1/2 Stunden Schlaf

ist zu Stuhl im Bad, geht 8h zu Bett. Kann nicht urinieren. psychisch war Herr Loeb heute viel ruhiger und spricht nicht mehr fortgesetzt und auch viel leiser. im ... gleiche Themen ... und gleiche .... Scholem. Gaspistolen etc. um 8 3/4 ... 0,0007 Hyoscin. Schläft bald ein
29 /III erwacht morgens gegen 5 Uhr. Flasche gereicht ohne Erfolg dann Stuhlgang auf WC mit ca 50g spontanem Urin. ... um 5 3/4 Katheter 550g entleert. riecht eingenthümlich ob ... Sartalöl? bleibt dann zu Bett. Er ist sehr ruhig versucht eine Geschichte vom ... in Neapel zu erzählen kommt nicht weiter im Faden als letzte Zeit weil er ja immer gleich wieder aufgehört hat. Frühstückt im Bett rasiert sich selbst. Um 11 Uhr ins Bad gebracht bleibt darin über Mittag dann um 2 Uhr Stuhl mit 50 ccm spontanem Harn. den Nachmittag über ziemlich ruhig im Bade mit einigen Extasen nicht erheblicher Art. Spricht etwas zu ... ... 6 1/2 Nachtessen

Nachtbericht 28/29 8 3/4 Einspritzung schläft 9 1/4 ein und trank um 3 Uhr ein Glas Fachinger ... ein Glas Zuckerwasser. Schlief wieder ein. Erwacht um 5 1/4 Schlafdauer 8 3/4

es kommt eine sehr starke Erregung während er Stuhl hat und dabei 100ccm spontanen Harn entleert. dann zu Bett gebracht tobt er weiter und läßt sich nur schwer katheterisieren und spülen. 600g Harn entleert um 8 1/4 ... 1mg Hyoscin schläft um 8 3/4 ein.
30/III Erwacht 6 3/4 wenig concentriert. Fing bald an unruhig zu sein frühstückt gut Stuhlgang um 7 1/2 ohne Harn. Katheter 7 3/4 500g aber trüben Harns 88 P. 37,8 Tempert. da er sehr unruhig wird aus dem Bett springt wird er um 8 1/2 ins Bad gebracht. die Thrombose wird immer weniger fühlbar, auch ist die Cyanose am Bein beim Stehen weniger. In Bad unruhiger.
[Sütterlinschrift B]

Nachmittags im Bad lebhafter ... den letzten Tagen Abends Temp 37,8 (nur morgens) bei gleicher Pulszahl (88) Urin mit Katheter entnommen sehr trüb und stinkend (!) in Menge von 800ccm. Nacht unruhig Schlaf durch 2-maliges Erwachen unterbrochen. Pat.

31.III frühstückt nur wenig ... und gibt auf Befragen an, daß es ihm nicht gut gehe; er fühle sich matt und müde, möchte gerne arbeiten, könne aber nicht. Reichlicher Stuhlgang ... stinkend... Wenig Urin spontan bei der Stuhlentleerung gelassen. Temp 39,1 Puls 100, ... Atmung, müdes Aussehen des Pat. der im Gegensatz zu sonst ruhig ohne zu sprechen in seinem Bett liegen bleibt. Auf Befragung bedeutend klarere Antworten wie früher. Urin mit Katheter: 900 ccm, trüb und stinkend doch beides in geringerem Grade wie gestern. Pat. schläft alsbald ein.

[lateinische Schrift]

Schläft den ganzen Tag von morgens ½10 Uhr an mit nur kurzen Unterbrechungen, in denen etwas Flüssigkeit genommen wird. Ist vollständig klar, sehr matt, absolut ruhig. Überschläft das Mittagessen, ißt nur um ½3 Uhr etwas Schleimsuppe. Muß auch abends, zur Consultation Geh.Rat.Kr., geweckt werden. Spricht mit gänzlich veränderter, natürlicher Stimme, ist etwas reserviert; hat vollständige Krankheitseinsicht, erkundigt sich nach dem Datum, frägt jeden einzelnen seiner Umgebung nach seinem Befinden. Zeigt Interesse für die Forschungsinstitutsangelegenheiten, läßt sich berichten, vermag ruhig zuzuhören und zu folgen. Temperatur und Puls: unverändert. Urinmenge: 600ccm, concentriert, etwas trübe und übelriechend, kaum sauer reagierend.

Schläft nach dem Abendbrot (Reis, Apfelmus, Eiermilch) ohne Schlafmittel (!) sofort wieder ein. - Urotropin 3xtäglich.

Nachtbericht 31./1.IV: Herr L. schlief um 7 ½h ein, nahm um 12 ¾ ein Glas Milch zu sich und schlief wieder weiter; trank um 4h ein Glas Fachinger und schlief abermals weiter, erwachte um 5h, nahm eine Tasse Suppe zu sich und schlief um 5 ¼ wieder ein. Erwachte erst um ½ 7 wieder.

Schlafdauer: 10 ¾ Stunden.

Sonntag, 1 April:

Temperatur: 37,7. Puls: 88. Katheterurin früh ¾8h: 550g, dunkel, schwach sauer. Gewicht: 86,5kg.

Psychisch wieder vollkommen wie früher, verwirrt, euphorisch, erregt. Kommt nach dem Frühstück bald in's Bad bis nachmittags. Sehr ideenflüchtig, zeitweise offenbar Halluzinationen. Verliert wieder ganz den Faden, schon innerhalb einzelner Worte, spricht viel in kauderwelschender „Kindersprache". Redet Ref. ständig als „Herr Doktor Rindskopf" an, bringt diesen Ausdruck aber auch andern Personen gegenüber vor. Hämmert mit der Faust an die Wand, balanciert den Papierkorb auf dem Kopf, wirft die Zigaretten-Stummel in die Ecken, ist aber im ganzen lenksam und liebenswürdig. „Kischeff is kei gedoles" und „Schiwat" spielen wieder eine große Rolle.

Keine Darmentleerung trotz reichlichen Mittagessens und längeren Verweilens auf dem Stuhl. Nachmittags in's Bett, Temperaturanstieg auf 39,2, Puls 100. Wird deshalb schon um 3 Uhr katheterisiert; Kathetereinführung stößt auf unüberwindlichen Widerstand (Schleimhautschwellung), auch mit No. 14 gelingt sie erst nach mehrmaligen Versuchen. Patient klagte auch etwas über Schmerzen im Penis (schon vorher!), aus dem etwas gefärbtes Sekret abtropfte. Katheterurin 300, trüb, dunkel, wenig riechend. – ¼4 Uhr wieder in's Bad, entkommt, zuvor auf den Flur, machte Miene, alle möglichen Gegenstände zu ergreifen, beruhigt sich bald wieder. Temperatur ¼4 Uhr: 38,7, Puls: 92. Bleibt den ganzen Nachmittag und Abend im Bad, schwitzt stark. Immer dieselben Wendungen: „Gottverdammter Hasperscholem" , - „wissen Sie, was ein Ganeff ist, Frau Doktor Rindskopf?"; erzählt, daß Dr. „Rubin" (Rudin) ihn beleidigt habe, weil er ihn „sehr raffiniert" nannte, knüpft dann sofort die Assoziation „Seraphim" an etc. Macht unter fortwährendem sehr raschen Sprechen wieder allerlei Mätzchen, schneidet komische Gesichter, hält die „eyes closed", assoziiert darauf „Closet". Dem Wärter gegenüber sehr liebenswürdig, ruft ihn selbst in's Bad und ähnliches, wird aber wieder erregt, wenn frisches Wasser zugelassen wird. Abends: Bekommt Urotropin, Brustpulver, 1,5 Medinal; Katheterisation: 900ccm, trüb, wenig riechend, leicht <u>alkalische</u> (!) Reaktion: Einführen offenbar etwas schmerzhaft. Zahlreiche Darmblähungen. Temperatur: 38,7, Puls: 104. Patient kann nicht einschlafen, spricht und trinkt viel. Narcophin-Hyoscin (0,7mg Injection).

[Sütterlinschrift A]

2/ IV H. Loeb schläft 1 3/4 Stunde erwacht dann und schläft nicht mehr ein. Um 4 Uhr ... 0,0003 Scopolamin Narcophin ohne Wirkung. Doch liegt er die ganze Nacht ruhig redend zu Bett. 3 3/4 38,1 Temperatur 80-84 P. Um 7 3/4 Katheter ohne jede Schwierigkeit ... entleert 500ccm sauren Harns, wenig trüb. Mehr Leucozyten u. Erythrozyten .. als bei der letzten Untersuchung. Im Katheter auf dem ... kein dickes Sediment enthalten wie vor einigen Tagen. Bleibt den ganzen Morgen ruhig zu Bett, spricht leise fortgesetzt, ohne stärkere Erregung. Um 11 Uhr rasiert sich Herr Loeb. Schläft ein. Um 2 Uhr geweckt mit Katheter 300 trüber Harn entleert. Schläft wieder ein. Um 5 Uhr Nahrung 1 g Salol schläft dann wieder weiter. Um 9 Uhr Katheter 400g wenig trüben Harns entleert. Patient ist ganz gesammelt, spricht leise über sein ...: " ich habe keinen Drang zum Urinieren" ich weiß nicht, warum ich nicht Harn lassen kann. Katerterisieren tat mir gar nicht weh. Schläft wieder ... halb ein. Dann auch Nahrung genommen. ... . 38,8 T 84 P

3/IV schläft die ganze Nacht im Ganzen 20 Stunden ... ... vollständig ... Um 8 Uhr Katheter 450g eher trüb ... bleibt er zu Bett ruhig verwirrt redend.

———

Nachtbericht 2-3/IV Erwacht 5 1/2 Uhr trank ein Glas Fachinger ein Glas Milch... schläft wieder ein und erwacht um 7h Auf Closett kein Stuhl kein Urin 80 P. 37,4 T

———

Um 12 Uhr gut gegessen, Stuhl genügend von normaler Consistenz, weiter zu Bett geblieben. Um 2 Uhr Katheter 300g trüben Harn. Spülung. dann um 4 Uhr etwas erregter ... zu Bad gebracht, ißt darin zu Nacht um 8 Uhr Stuhl zu Bett gebracht stark erregt ... beim Verlassen des Bades und beim ... ins Bett. 9h Katheter 500g schwach <u>alkalisch</u> (hat viel grünes Gemüse gegessen). Katheter hat in ... pars ... 9 1/4 ... 0,0008 Hyoscin 37,0 schläft eine Stunde ... viel wach. Um Mitternacht mg 0,5 Medinal schläft

4/IV dann ein. Morgens gut concentriert, spricht ganz vernünftig frühstückt reichlicher Stuhl um 7 1/2 550g sauren klaren Harns ohne Restsediment. bleibt zunächst ruhig zu Bett.

[Sütterlinschrift B]

Nachmittags spricht Pat. nur auf äußere Veranlassung mit äußerst ruhiger Stimme, im Allgemeinen in ..., wenn auch manchmal in etwas wirrem Zusammenhang. Gegen Abend Bad, in dem aber Herr L. nur etwa eine Stunde aushält. ...

wird Katheter 2 Uhr entleert 600 ccm, nicht riechendem nur wenig sedimentie-rendem Harns. Abends 1,0 Medinal, 9 1/2 Katheter (500ccm Urin) Schlaf um 9 1/2 ohne Scopolamin. - ... nur bis 11h, 11 3/4 0,0007 Scopolamin ohne jeglichen Widerstand und ohne jegliche Schmerzensäußerung ... genommen. Kurz darauf stellt sich eine sehr großer Erregungszustand ein, Herr L. schreit und will mit aller Gewalt aus dem Bette, kommt aber um 1 Uhr wieder zum Schlafen nach-dem reichlich Stuhlentleerung erfolgte.

5. IV erwacht erst gegen 7h wieder - frühstückt und entleert große Mengen eines breiigen Stuhls ohne besonderen Geruch. Herr L. spricht wieder völlig wirr und ohne Unterbrechung, aber mit ruhiger Stimme, die nur wenig durch kurzes Schreien unterbrochen wird. 9 1/2 Bad .

Temp. 36,7 - Puls 70 Urin (8h entleert) ... 700 ccm, wenig trüb. Vormittags Bad, in dem auch gegessen wird. Mittags ins Bett in dem Herr L. auch während des ganzen nachmittags verbleibt. Katheterisiert musste mittags nicht.

Der Nachmittag verläuft völlig ruhig. Abends hingegen wieder starker Erre-gungszustand mit lautem Geschrei in ... Tour. Scopolamin 0,0007 worauf ruhiger

6. IV tiefer Schlaf die ganze Nacht hindurch. Morgens reichlichen Stuhl und 2 x spontane Urinentleerungen beim erst. mal ca 20 ccm 2. mal ca 30 ccm. Katheter 450ccm ... danach 600 ccm, nicht übelriechend wenig trüb. Bewußtsein vollstän-dig klar. Pat. unterhält sich mit seiner Umgebung in der liebenswürdigsten Wei-se.

[Sütterlinschrift A]

schläft um 11 Uhr ein und schläft durch bis 6 Uhr abends. Ist vollständig klar nach dem Erwachen und unterhält sich ganz vernünftig über verschiedensten Dinge. läßt 50 ccm spontanen Harn

um 6 1/2 kommt Dr. Kielleuthner aus München: sein Befund folgt!

es handelt sich um Prostatareizung die zeitweise eine Blasenreizung veranlaßt. Gestörte Ex... ist sichtlich psychisch. Bleibt ruhig zu Bett zum Abendessen und unterhält sich wieder mit der Umgebung. 1g Medinal Urotropin. Schläft um 10 Uhr für zwei Stunden ein. Da er

7 / IV morgens 1 1/2 unruhig wird wird 0,0007 Hyoscin injiziert, schläft dann ein.

morgens 7 Uhr liegt deprimierter Stimmung zu Bett und ... nicht Frühstück. 7 1/2 Katheter ohne Spülung 5000 ccm [um Dezimalstelle verschrieben? Anm. AvH] entleert. Schläft wieder ein Erwacht verwirrt um 9 Uhr. Ins Bad gebracht.

[lateinische Schrift]

Im Bad unaufhörlich, aber ruhig gesprochen, liebenswürdig. Wesentlich besonnener, als vor 1 Woche; vermag schon, etwas zuzuhören und bei ganz kurzen
Erzählungen einigermaßen bei der Stange zu bleiben. Sucht sich zeitlich zu orientieren, auf Namen zu besinnen, hat den dringenden Wunsch zu arbeiten, habe
nun lange genug im Bett gelegen. Ist trotz der Ideenflucht schwerbesinnlich,
kann sich den Namen des vor ein paar Tagen consultierten Spezialisten trotz
mehrmaliger Wiederholung nicht merken, nimmt das auch selbst mit Mißver-
gnügen wahr.

Um 2 ¼ Stuhlentleerung, ziemlich viel, dickflüssig. Um 3 Uhr wieder in´s Bad
bis 7 ¼h; etwas Stuhlentleerung. Guter Appetit beim Mittagessen. Um 5 ¾h
spontan ca. 100ccm Urin gelassen, dann nochmals ca. 10g. 8 ½h abends Katheterisation mit nachfolgender Protargoleinspritzung (8ccm): 700ccm, trüb, schwach
sauer. Temperatur: 37,2.

Um 9h Narcophin-Hyoscin(0,7mg), da 1,0 Medinal wirkungslos blieb.

<u>Nachtbericht</u> 7./8: Schlaf von 9 ¾ abends bis 9 ½ früh, ohne Unterbrechung.

Ostersonntag, 8 April: Im ganzen ruhiger Tag, sehr guter Appetit.

Morgens vollkommen klar und geordnet, nachmittags gelegentlich reizbar und
aufbrausend, abends wieder ganz verwirrt, ideenflüchtig, absurd, aber ruhig und
lenksam. Katheterisieren 10 ¾h früh: 510g. Von 4 ¼ bis 7 ¼ Bad, dann Stuhlentleerung (sehr übelriechend) mit etwas Urin.

Temperatur: 37,8. Puls: 80. Abends 8 ¼ Urinmenge: 530g. Danach Protargolin-
jection. Medinal(1,5) und Narcophin-Hyoscin(0,66mg).

[Sütterlinschrift B]

9. IV. Temp. 37,8 Morgens 8h Puls 88 Katheter 900 ccm trüben Urins - Prota-
gol-Injektion 10 ccm von 2 % Lösung. Um 9h in Bad in welchem auch das Mittagessen eingenommen wird. Nachmittags reichlich Stuhl, Pat. wird am Nachmittag nicht mehr ins Bad gebracht; keinerlei Erregungszustände den ganzen
Tag; wirres Sprechen ohne Zusammenhang im stets nur gedämpfter Stimme; Pat.
neigt zu herzlichem Lachen, wenn man auf seine oft komisch wirkenden Redensarten eingeht: z. B. ich war viel im Orient; natürlich ich mußte mich dort
"orientieren" oder wenn im Bad aufstehen mit dem langedauernd fruchtlosen
Versuch selbstständig zu urinieren + aufgefordert doch wieder ins Wasser zu-
rückzugehen: "warum denn, ich bin doch kein Nilpferd! "gg."

Abends Temp 38,0 abends unruhiger aber nicht mit ... Arrent. Urin mit Katheter 750 ccm. Unter Tags 2 x spontane Urinentleerung einmal in der Menge von 200 ccm Schlaf nach Hyoscin 0,0007 die ganze Nacht ohne Unterbrechung.

10 IV. Frühstück mit großem Appetit genommen, ... in sehr trüber Stimmung, wenn auch in wirrem Zusammenhang. Temp 37,2 Puls 84 Urin 950 ccm trüber, aber mit geringerem Geruch wie tags zuvor. Protargol- Injektion Körpergewicht 86,5 (Zunahme 1 Kgr in fast 4 Tagen) Vormittags ab 9h im Bad, in diesem auch mit großem Appetit zu Mittag gegessen - kein Nachmittags-Schlaf.

[Sütterlinschrift A]

alles ruhig. Katheter 8h 700g klar. Injektion ... um 2 % Protargol. Zu Bett gegangen 8 1/2 Injektion 9h 0,7 mg Hyoscin, da er wieder unruhiger geworden. Schläft 8 172 Stunden.

11/ IV liegt morgens ruhig zu Bett, hat 250 g Urin spontan gelassen, die Blase deutlich zu fühlen, wird um 8h trotzdem catheterisiert 800g entleert. trüb hellgelb. Schläft um 8 1/2 wieder ein. Erwacht um 1 Uhr. Ist ... ruhig, ißt selbst zu Mittag unterhält sich wieder bis 3 Uhr. Trinkt Café, beschäftigt sich mit seinen ...und erzählt ganz normal, ... Seine Krankheit ist ihm eine Phantasie, ein böser Traum. Er hofft jetzt wieder arbeiten zu können. Gegen 4 Uhr wird er viel verwirrter, was auch während des Besuchs des H. Geheimrat Kräpelin auffällt. Beim zu Bett gehen um 8 Uhr wird er mehmals sehr erregt, er ruft ... dem ... Er hält jedoch nur einige Minuten ...

Katheterisiert 800g Harn. Injektion m. Protargol schläft um 9 1/2 ein mit 0,0007 Hyoscin.

12/IV ruhige Nacht. Morgens ist H. L. sehr ruhig und vollständig klar, hat riesigen Stuhl aber kein Harn, worüber er sehr misgelaunt ist. Er versucht immer wieder zu urinieren, ohne Erfolg. Frühstückt, Katheter entleert 8h 500g Protargol Inject. liegt dann ruhig, wenig ideenflüchtig wieder zu Bett. um 11 Uhr ins Bad gestiegen, ist dann wieder ganz erregt. Ist selbst zu Mittag und geht um 2 Uhr zu Bett, wo er wieder unzusammenhängend weiterspricht. Zeitweise starke Erregungen die aber immer gleich wieder verblassen. Ein großer Unterschied gegen früher. Um 5 Uhr geht er 2 Stunden auf die Veranda ißt im ... zu Nacht. Wird dann sehr erregt, geht mehrmals ins Bad und wird katheterisiert 750g. Er wird dann gleich injiziert 8 1/2

13/IV schläft 11 Stunden, erwacht ruhig, ist stark gedrückt, daß er nicht urinieren kann. Lange Versuche mißglücken, auch beim Stuhl, der reichlich und dünn entleert, kein Urin. 650 g mit Katheter entleert, bleibt zunächst ruhig zu Bett [Sütterlinschrift B]

Nachmittags ... wirres Sprechen aber ohne lärmende Erregung. Kein Bad; gegen Abend unruhiger und schließlich gegen 8 Uhr laut krakelend unter ... Drohungen. Scopolamin 0,0005 Nach 1/2h Schlaf, der aber ... 2 x durch eine Stunde Wachsein unterbrochen wurde. - durch Katheter - ohne vorhergehende Protargol- Injektion Abends 850 ccm mäßig trüben Urins entleert.

14. IV. Erwacht um 9 3/4 Urinmenge 700ccm Protargol- Inj. Temp. 37 - Puls 80 - Pat. spricht ununterbrochen ohne logischen Zusammenhang. Vormittags kein Bad.

[lateinische Schrift]

Nach Tisch nicht mehr im Bett zu halten, zieht sich an, begiebt sich auf den Liegestuhl in die Veranda. Raucht und plaudert ruhig, bei zunehmender Ermüdung sprunghafter, schließlich wieder ziemlich verwirrt, doch nicht gereizt. Wiederauftreten der bei Beginn der Erkrankung beobachteten Neigung zu mystischen und symbolischen Spielereien. Patient genießt den schönen Tag sehr, freut sich über die Veilchen, schaut aus dem Fenster nach den weidenden Schafen und den Arbeitsfrauen aus. Beim gehen macht Patient recht unsicheren, matten Eindruck; er geht breitbeinig, eigentümlich steif und unbeholfen, mit durchgedrückten Knien. Händezittern. Nach einem vergeblichen Versuch zur spontanen Urinentleerung erregt, geht herum; glaubt, daß Herr S. in der Nähe sei, ruft laut „Carlo" zum Fenster hinaus, ergreift alle möglichen Gegenstände, läßt sich aber wieder beruhigen, trinkt Thee und Fachinger aus der Flasche. Bittet um ¾ 6 Uhr selbst um ein Bad, verbleibt darin bis gegen ½ 9h; liebenswürdig, doch zuletzt ganz verwirrt. Heitere Stimmung, legt die Arme auf das über die Wanne geschobene Brett in den Stellungen der „Sixtinischen Engelchen", scherzt, lacht; erzählt daß Geh.Rat.Kr. ihn sehr beleidigt habe weil er sagte „Patient lebe wie „Kleopatra am Nil"; er sei kein Schlemmer. Verlangt zu arbeiten, habe den „malade imaginaire" jetzt gehörig satt, fragt nach Zeitungen.

Stuhlentleerung-Katheterisation (ohne Spülung): 700g, sehr dunkle Färbung, dickes, weißliches Sediment. Geruchlos, schwach sauer.

Temperatur: 38,2. Puls: 92.

Medinal wirkungslos, daher ½10 Injection Narcophin-Hyoscin (0,6mg), ohne Schwierigkeiten; Patient schläft jedoch erst nach etwa 1 Stunde ein. (4 Stunden außer Bett).

Nachtbericht 14./15. April: Um ½11 eingeschlafen, erwachte um 3 ¼h wieder, trank 2 Glas Fachinger, schlief wieder ein. Erwachte um 4 ¾h wieder, trank etwas Fachinger, rauchte Zigaretten. Ging um ½6 auf den Nachtstuhl, ruhig. Keine Stuhlentleerung.

Temperatur: 36,2. Puls: 84. Katheterurin 8h: 400g; danach 8ccm Protargol injiciert.

Sonntag, 15. April:

Untersuchungsergebnis am Urogenitalsystem (Dr. K. 6/7 April).

Nieren nicht vergrößert, kein Druckschmerz. Blinddarmgegend ohne Befund. Bruchpforten geschlossen. Nach spontaner Miktion ist die Blase ca. 2 Fingerbreit über der Symphyse palpatorisch abzugrenzen. Hoden und Nebenhoden normal. Blutdruck (nach Bericht) nicht erhöht, Reflexe vorhanden.

Die Prostata ist im ganzen klein, nur die linke Lappen etwas vergrößert. Auf Druck nicht stark empfindlich; Grenzen deutlich, Samenblasen ohne Befund. Hintere Blasenwand weich. Das Secret, das nach der Prostatamassage aus der Harnröhre exprimiert werden kann, besteht in der Hauptsache aus Eiterzellen; wenige Prostatakörperchen, keine Spermatozoen zu sehen. Im gefärbten Präparat weder Bakterien in Kokken noch Stäbchenform zu finden.

Die Harnröhre ist für 20 Ch. gut durchgängig, nur die hintere Harnröhre ist für Katheter schwerer passierbar. Nach spontaner Miktion werden aus der Blase noch ca. 350ccm Harn entleert. Der Harn ist dunkelgelb, mäßig trübe, stark sauer, vom spezifischen Gewicht: 1024.

Albumen positiv, ca. 0,1%, sicher nicht mehr, als dem Sediment entspricht. Saccharum negativ. Im Sediment finden sich mäßig viele Leucocyten, ganz vereinzelt ein Erythrocyt, keine Cylinder. Viele Epithelien, den unteren Harnwegen angehörend. Mäßig viele plumpe, wenig bewegliche Stäbchen, wahrscheinlich der Koligruppe angehörend.

Genauere instrumentelle Untersuchung nicht erforderlich und wegen der Unruhe des Patient auch kaum möglich.

Es handelt sich m.E. um eine durch das notwendig gewordene Katheterisieren hervorgerufene Reizung der hinteren Harnröhre und der Prostata. Die früher überstandene Go. spielt dabei wohl eine gewisse Rolle. Go-coccen wurden nicht gefunden. Die Trübung des Harns ist durch Zurücklaufen des Secretes dieses Harnröhrenanteiles bedingt, die Temperatur durch kleine eitrige Retentionen innerhalb des Prostatagewebes erklärt. Auch das Unbehagen beim Wasserlassen muß auf die entzündliche Erkrankung dieser Teile zurückgeführt werden. Bärentraubenblättertee und Urotropin, besonders aber das Aussetzen des Katheterismus, bei zunehmender Besserung des objectiven und subjectiven Befindens, werden eine Besserung herbeizuführen imstande sein. Bei neu auftretenden Temperatursteigerungen wäre eine vorsichtige Massage der Prostata am Platze. Dr. Kielleuthner.

Körpergewicht hat wieder um 1kg abgenommen (85,5kg).

Sehr ruhiger, befriedigender Tag! Von 11h morgens bis 3h nachmittags spontaner, fester Schlaf. Dann Mittagessen mit gutem Appetit, aufstehen. Von 5-7h saß Patient ruhig plaudernd im Lehnstuhl, rauchte dazu, trank Kephir und bat dann noch um Thee. Außerordentlich liebenswürdig, völlig geordnet und natürlich, ohne erkennbare Spannung. Vertieft sich in allerlei Erinnerungen, wundert sich selbst über das gelegentlich unvermittelte Auftauchen heterogener Gedankenverbindungen. Ist imstande, zuzuhören, und selbst einem längeren Aufsatz, der ihm vorgelesen wird, mit Interesse und Verständnis zu folgen; schreibt mit Bleistift ein paar Zeilen eines Briefes, klagt aber, daß es ihm noch sehr schwer falle. Frägt nach allerlei politischen Vorgängen; dazwischen wieder verschiedene stereotype, sich anscheinend unwiderstehlich aufdrängenden Ideenassoziationen, wie „ das Schavellche" (Schemelchen), das Patient angeblich teurer ist als alles in der Welt, der „Dreyfuß" aus Rosenquarz, die „gefährliche Fluorsäure", das genealogisch-demographische Institut, der „Doktor W. mit den Abwassern" die „Blutkorpuskeln und der Luftdruck" die Geschichte mit der „animalischen und vegetabilischen" Wolle etc. etc. Patient bemerkt es auch selber entschuldigend, daß er trotz der geradezu verblüffenden Mannigfaltigkeit der Gedanken und Vorstellungen, im einzelnen doch immer wieder auf gewisse eingefahrene Bahnen und Abwege gerät, und daß es ihm sehr schwer fällt, sich willkürlich an bestimmte Namen, Daten und Tatsachen zu erinnern, da sie sofort wieder durch neue Vorstellungen abgelöst werden, ehe sie klar erfaßt und fixiert werden konnten. – In der letzten Viertelstunde deutliche Ermüdung; Patient wird unruhig, sieht abgespannt aus, überrascht durch unerwartete und unverständliche Gedankensprünge. Erhebt sich von selbst, um ein Bad zu nehmen; bleibt bis nach dem Abendbrot darin. – Spontane Urinentleerung (neben Stuhl) ca. 100g; Katheterurin 650, Einführung etwas schmerzhaft, stößt auf einigen Widerstand. Patient ist wieder ziemlich verwirrt, redet unaufhörlich, doch ganz gedämpft. Medinal 1,0g. – Temperatur: 38,1, Puls: 84, Blutdruck: 125mm Hg.

[Sütterlinschrift A]

16/ IV Herr Loeb erwacht um 7 Uhr frühstückt und schläft wieder ein 8-10 Uhr. Um 10 Uhr erwacht er Stuhl ohne Harn. Ist wenig verwirrt Katheter 850g mit eitrigem Sediment (einschließlich Leucozyten) geht wieder zu Bett, den ganzen Morgen ruhig ... zu Bett. ißt zu Mittag. Nach Tisch ziemlich ideenflüchtig ohne ... erregt zu werden. Zudem ... ihn die gleichen Gedanken viel mehr: Balabais αγα ... etc. spricht er ganz leise u. ruhig ohne aufzu... 76 P. 37,1 lebhafte .... mit Dr. Kielleuthner: Injection ... anstatt Protargol Callargol als weniger ... zu ... Versuch zu ... Um 5 Uhr Bad 7h Nachtessen

---

Nachtbericht 15/16 schläft 9 1/2 ein erwacht um 10 1/2 blieb ruhig zu Bett ... 11 1/4 eine Tablette 0,5 Medinal raucht eine Cigarette schlief 11 3/4 ein, wacht ... 7 Uhr Stuhl Schlaf 7 1/4 Stunden ...

Geht zu Bett um 8 Uhr. 1g Medinal schläft erst ein um 9 1/2 … nach 0,5 Medinal. Um 10 3/4 wird er unruhig und bekommt 0,0007 Hyoscin. Schläft ein erwacht um 2 Uhr und läßt 600g spontanen Harn. Schläft weiter bis 8 Uhr. ... nur 120g Harn spontan. ... post loc ergo proptu loc? dann folgt Stuhl mit weiteren 300g ... Um 9 1/2 schläft er wieder ein. In der Stimmung ist er deutlich deprimiert: klagt viel über Schmerzen im Bauch aufstoßen etc. ist aber gut dabei. bis jetzt 1020 g spontan entleert.

17./IV Nach Tisch 100g entleert, schläft um 2 Uhr ein schläft bis 6 Uhr erwacht ganz ruhig und orientiert. Frägt über den Krieg über russische Revolution, ist deprimierter Stimmung daß er nicht arbeiten kann klagt über die verlorene Zeit. Seine Krankheit sei merkwürdig, wie ein Traum: er müsste manchmal wie gehetzt gewesen sein. Trinkt ein Glas Kephir mit Keks. 7 Uhr Abendessen spät gegessen um 8 Uhr geht Herr L. mehrmals mit ... ins Bad. Ist sehr ruhig. Bleibt bis 9 Uhr im Bad. Hat ... Mittag 300g Harn spontan gelassen. da die Blase deutlich zu fühlen war wird nach dem Bad im Bett mehrmals katheterisiert und 950g Harn entleert. Dann Nachtruhe. Zunächst kein Schlafmittel

[Sütterlinschrift B]

18/IV H.L. schläft noch um 7 Uhr. Erwacht, trockener Stuhl. Mittags Katheter 750 ccm Urin mit dick eitrigem Satz nach 5 Uhr nochmals ca. 100 ccm! Nachmittags Bad, viel wirres Sprechen aber ohne Erregungszustände. Temp 38,1 Puls 88. Consultation Geh.R. Kraeppelin, ... eine günstige Prognose stellt und meint, daß in 2-3 Wochen Pat. wieder mehr in anhaltend .... über seine geistigen Kräfte verfügen könne. 8h 1gr Medinal 8 3/4 0,0005 Scopolamin, trotzdem kommt Pat. nicht zum Schlafen. mit dem Katheter waren 600 ccm streng riechenden trüben Urins entleert worden. Als noch um 1 Uhr Schlaf sich nicht eingestellt hatte nochmals 1/2 mgr Scopolamin, hierauf gegen 6h Schlaf bis 9 3/4h reichlich Stuhl mit ca 50 ccm Urin

19.IV Mißmutig, gedrückt klagt über Mangel an Energie, macht mißtrauische Bemerkungen wie: ich glaube man moquiert sich über mich gg

Appetit gut, nachmittags viel geschlafen der Morgen-Urin betrug 1100 ccm! wenig trübe - Temp 37,1 - Puls 80 Nachmittags viel geschlafen, Mittag gut gegessen ... um 2 1/2 dann wieder guter Schlaf aus dem der Pat. gegen 6h erwacht. Pat ißt mit gutem Appetit zu Abend verläßt dann das Bett und plaudert, nachdem er einen Brief geschrieben hatte, in der aufgeräumtesten Stimmung + kluger Gedankenfolge eine Cigarette rauchend mit seiner Umgebung bis 9h. Puls 72! Dann Katheter mit dem ca. 600 ccm mäßig trüben, von Collargol dunkel gefärbten Urins entleert wurden. Pat. hat den ganzen Tag kein Bad genommen. Um 9h 0,3 Luminal worauf ohne Injektion um 19 1/2 ruhiger Schlaf erfolgt.

20.IV. ... Pat ... um 9 Uhr morgens, ... gefrühstückt... Puls 76 Sensor. ziemlich klar aber im Gespräch nicht so ... wie Tags zuvor. Frühstückt mit gutem Appetit, dann ruhige Unterhaltung. Urin 750 ccm ziemlich trüb.

[Sütterlinschrift A]

Patient ist ruhig zu Bett spricht viel aber ... beim Thema zu erhalten. Um 3 Uhr ins Bad verläßt das Bad um 7 Uhr uriniert dabei ... 50 g spontan mit Collargol ... ohne Schmerzen. Abendessen nachher, Katheter 850 g entleert, auch durch Collargolspritze. Um 9 3/3 0,0007 Hyoscin injiziert da Patient nach 1 g Medinal keine Ruhe findet. Schläft zunächst nicht ein bleibt aber ruhig zu Bett liegen.

21 IV um 12 3/4 wird nochmals 0,5 Medinal gereicht worauf Patient um 2 Uhr einschläft

Erwacht ... gesammelt und ganz vernünftig. Unterhaltung geht flotter vor sich. Stuhl um 7 Uhr mit 200 ccm Harn. Dann mehrmals spontan Harn 100 ccm. Um 8 Uhr ... Blase. Kein weiterer Harn gelassen. Katheter fördert 900 ccm ziemlich

klaren Harn, ohne ... Schläft um 9 Uhr wieder ein. Erwacht 12 Uhr. Mittagessen.
.. Stuhl. Schläft 2 Uhr wieder ein.

[lateinische Schrift]

Patient schlief weiter bis gegen ½5 Uhr, machte Toilette, rasierte sich.

Nach der Schokolade, zu der Patient nicht sehr große Eßlust zeigte, vollständig
ruhig, klar und geordnet. Begrüßt Ref. sehr liebenswürdig, hat lebhaftes Krankheitsgefühl, auch etwas Krankheitseinsicht. Frägt nach allerlei politischen Vorgängen, zeigt Niedergeschlagenheit und Kummer über das Verhalten Amerikas,
ohne doch noch die ganze Tragweite des „Abbruchs der diplomatischen Bezie-
hungen" erfassen zu können. Unterhält sich sehr ruhig, wenig abschweifend,
meint, die ganze Zeit der Krankheit sei wie ein Traum vorübergegangen, ohne
klare Erinnerungen. Habe noch etwas Schmerz und vor allem Schwächegefühl
im linken Bein, leide auch sehr unter der dummen Blasengeschichte, fühlt sich
seelisch bedrückt durch die Unfähigkeit, zu arbeiten. – 6h Consultation Dr. Kielleuthner (Bericht folgt). Befund im wesentlichen wie früher; noch geringe entzündliche Reizung von Prostata und hinterer Harnröhrenpartie ohne primäre
Beteiligung der Blase. Nieren und Ureteren nicht beteiligt. Prostatamassage
liefert fast rein eitriges Secret. Katheterurin (450ccm) leicht getrübt, sauer. Urin-
retention muß aufgrund einer alten, mit ganz geringfügiger Striktur ausgeheilten
Go-infection, die Prostatitis chronica hervorrief, auf rein psychogenem Wege
(Schmerzreiz? Ablenkbarkeit?) erfolgen, da Prostatahypertrophie nicht vorliegt.
– Spontaner Urin mit Stuhlentleerung: 250ccm.

Nach der Consultation recht ermüdet, gleitet mit den Gedanken wieder häufiger
ab, schläft mit 1,0 Medinal ½10 Uhr ruhig ein.

- Therapie: Regelmäßig 2xiges Katheterisieren; nur bei stärkerer Trübung gelegentlich Borsäurespülung und eventuell 20ccm Collargolinstillation

Sonntag, 22. April:

Körpergewicht zugenommen, 87,7kg. Puls: 76, Katheterurin: 600, hell, fast klar;
Spontaner Urin 200ccm.

Patient schlief mit 1xiger Unterbrechung um ¾5 sehr gut bis ¾8 Uhr morgens.
Machte Toilette, rasierte sich. Nach dem Frühstück in angeregter Stimmung,
frisches Aussehen. Will nicht mehr den „eingebildeten Kranken" spielen, fühlt
sich sehr gesund und wohl. Nach kurzer Zeit kommt Patient, wie er selbst bemerkt, wieder vom 100. in´s 1000., vermag dem Anreiz zu heterogenen Klangas-

soziationen nicht mehr zu widerstehen, vermag bei unaufhörlichem Sprechen nicht mehr zuzuhören. Wiederkehr oft wiederholter Gedankensprünge: Homer – Märchenbücher; griechisch – kriech ich; verbundener Fuß – Ödipus (πουζ) [in griechischen Lettern, Amn AvH] und ähnliches. Fortwährende Anknüpfung an die im Zimmer befindlichen Gegenstände: Nachttisch mit Glasplatte = „giftige Fluorhaltige Säure"; Bild des Vaters – „das über mir hängt"; Lehnstuhl – „aleum sanctum" Kamin – „Phönix" (Föhn), - grünes Holz – Taxus – Ilex – Botanik – Beschäftigung mit der Natur – Ihr Herr Vater"; Buch – „L.L.C. – Triplex – Hausbau – Carlo Sattler"; Krankheit – „Buch Hiob–Penta-....-Exegesis-Skepsis-Kabala". Bild von Milet – „Barcarole-Venedig-Genua-Neapel-Professor Dorn" („Kennen Sie Professor D.?") Haar-„Backenbart-polnische Juden-Judenfrage"; Kette – „Du hast Diamanten und Perlen"; Schlafrock (grau) – „Eselchen-ponsasinorium-Mathematik- [in griechischen Lettern, Anm. AvH] -Kabala etc. etc. Es ist zu beobachten, daß zu bestimmten Zeiten ganz bestimmte Assoziationen immer wiederkehren, die in der Zwischenzeit fast ganz in den Hintergrund treten; und anderes scheinen jetzt wieder mehr die Gedankenverbindungen (vor allem Familiencomplex!) aufzutauchen, die in den ersten Krankheitswochen die vorherrschenden waren. Bei Ermüdung tritt das „Haften" an den augenblicklichen Sinneseindrücken viel stärker hervor: Es macht den Eindruck, als könne Patient nirgends vorübergehen, ohne von jedem Gegenstand erst das auszusagen, was ihm zunächst dabei einfällt; durch den Klang angeregt, taucht dann aber sofort ein neues Bild auf, um sofort wieder durch ein anderes (meist schon sehr „eingefahrenes") Klangbild verdrängt zu werden, das wieder zu anderen flüchtigen Vorstellungen führt und so fort, sodaß Patient sich immer wieder mühevoll zu seinem Ausgangspunkt zurückfinden muß, was bei der mangelhaften Aufmerksamkeitseinstellung dann selten ohne Nachhilfe möglich ist. Durch kurzes Zuhören zeigt Patient infolge der dauernd starken Willensanspannung, die zur Ausschaltung der störenden, allseitig auftauchenden Nebenvorstellungen erforderlich ist, bald sehr viel größere Ermüdung als bei seinen stundenlangen ideenflüchtigen Dia(=Mono) logen, die ihrerseits wieder auf die Umgebung besonders ermüdend wirken, wenn es nicht gelingt, das „Sicherheitsventil" der Unaufmerksamkeit in Function zu setzen!

Von 11 bis 12¼ Bad. Sehr gut, mit Appetit zu Mittag gegessen. Den Nachmittag über heiter angeregt, lacht öfters laut auf; spricht wieder ziemlich verwirrt, ist aber auf eindringliches Fragen meist zu einer sinngemäßen Antwort zu bringen.

Bemüht sich wiederholt in die Flasche zu urinieren, mit wechselndem Erfolg; produziert im Laufe des Tages spontan 675ccm; um 8¼ Katheterisation, da Blase noch fühlbar 500ccm, sehr wässerig, hellgelb, neutral, eigenartig scharf riechend. Trotz Medinal noch in lebhafter, heiterer Erregung, daher um 9¼ Injection Narcophin-Hyoscin (0,6mg). Stuhlgang um ½9h, mäßig viel. – Brustpulver.

[Sütterlinschrift B]

23. IV. Reichlich .... Stuhlentleerung mit geringen Brustschmerzen (Brustpulverwirkung?) Spontane Urinentleerung in der Menge von ca. 200gr. nur ganz mäßige Trübung wie auch der mit dem Katheter entleerte Urin in der Menge von 450 ccm. Frühstück mit Appetit genommen, Pat. fühlt sich durch den Schlaf sehr gekräftigt + verfügt in völlig freiem Gespräche vollständig über seine geistigen Fähigkeiten. Führt völlig ... + schweift nicht vom Thema ab. Kein Hang zu fortwährendem Sprechen, verlangt nach ... Unterhaltung auch zur rechten Zeit ... unterbrochen. Puls 76. Pat ... 6 1/2 erwacht + verlangt um 9 1/2 schon wieder zu schlafen + schlief dann tatsächlich von dieser Zeit mit ganz geringer Unterbrechung bis Nachmittags 5 1/2, nimmt dann mit ... Appetit seine Tagesmahlzeit ein, unterhält sich völlig klar. Urin in der Menge von 50gr. spontan gelassen mit dem Katheter 500 ccm. Abends kein Schlafmittel + keine Scop.-Injetion. Schon um 9 1/2 tiefer Schlaf, aus dem Pat. erst nächsten Tag um

24. IV. 7 h erwacht, Sensorium nur ..., Herr L. fängt alsbald wieder an sehr ideenflüchtig zu werden + spricht in ...... in buntestem und unvermitteltem Durcheinander. Spontane Urinentleerung 150 ccm, und mit dem Katheter 400 ccm, keine Spülung kein Collargol, ganz mäßige Trübung sehr helle Farbe. Mittags Appetit gut. Ein Nachmittagsschlaf kommt nicht zu Stande; 3-5h Bad.

[Sütterlinschrift A]

Herr Loeb ist wieder ideenflüchtig, kann aber immer wieder mit den Gedanken zurückgeführt werden. Geht im Zimmer umher läßt in Absätzen 400 ccm Harn spontan. Nachtessen gut gegessen Stuhl. Um 9 Uhr 400 ccm durch Katheter entleert, ziemlich klarer Harn. ... geht zu Bett. Schläft nicht ein, dann um 10 3/4 Spritze mit 0,6 mg Hyoscin. Schläft nach einer Stunde ein.

25/ IV Patient morgens sehr verstimmt ruhig. Schläft um 9 Uhr wieder ein. Hat im Laufe der Nacht 1000 ccm Harn gelassen. Morgens Blase leer nicht zu fühlen Herr Loeb schläft 9 Uhr wieder ein und schläft bis 11 Uhr. Und dann wieder von 12 -5 Uhr. Er ist auch ganz concentriert. Besuch von H. Geheimrat Kraepelin, unterhält sich gut, ermüdet zuletzt. Bis abends 400g spontan gelassen. Abendessen Stuhl. Dann zu Bett mit Katheter 500g entleert zum Schluß trüber Satz entleert. Schläft 9 Uhr ein. Zunächst kein Schlafmittel gegeben. Schläft mit Unterbrechungen 6 Stunden.

26/IV Morgens gut erwacht, orientiert. Frühstückt, läßt 200g Urin zuerst aber ... liegt ruhig zu Bett und unterhält sich gut. Um 9 1/2 ... es kommt kein weiterer Harn darum um 10 Uhr Katheter 450 trüber saurer Harn. 68-72 P nach Injection. Schlaf zwischen 1 und 3 Uhr dann auch guter Dinge. ... sehen und kommt ins Wohnzimmer. Er ist etwas wirrer als morgens aber ... Er läßt 150g Urin. Da er Abends nicht mehr ... worden 450 ml mit Katheter entleert wenig trüb. 1 g Adalin, versucht einzuschlafen, gelingt nicht. Injection mit 0,6 mg Hyoscin Herr Loeb hat mit Unterbrechung geschlafen

27./IV läßt 600 g Urin spontan und schläft Morgens weiter.

[Sütterlinschrift B]

In Absätzen Tags über in 8h V-M- 8h NM 1100 ccm Harn spontan gelassen ohne Beschwerden. Nachmittags viel geschlafen.

nur wenig verwirrt. Abend ... Schlaf nicht eintreten will 0,3 Luminal (10h) dann Schlaf von 10 1/2 ab bis morgens 6h; Pat erwacht gekräftigt, spricht klar schweift nur

28. IV. wenig ab. Setzt seine ... durch, läßt wieder Urin (von 8h gestern bis jetzt 11h 400 ccm) macht Toilette, nimmt ein Bad, ißt mit besten Appetit zu Mittag + schläft dann wieder ein. Gewichtszunahme 1 Kgr.

[lateinische Schrift]

Den ganzen Tag über ruhig, heiterer Stimmung, doch sehr verwirrt; etwas kongestioniert.

Patient steht nachmittags auf, nimmt den Tee ein, unterhält sich unausgesetzt; befindet sich in merklicher motorischer Unruhe, geht herum, vermag nicht zuzuhören. Stuhlgang mit spontaner Urinentleerung, Tagesmenge: 950ccm. Abends 7 Uhr: 0,3 Luminal; noch sehr lebhaft, bekommt 9¼ nochmals 0,3 Luminal schläft ¼ vor 10h ein.

Nachtbericht 28./29.: Mit 1-stündiger Unterbrechung (1-2 Uhr) gut geschlafen; Urinmenge: 400ccm. Erwacht sehr frisch und klar.

Sonntag, 29. April:

Sehr guter Tag, - auch subjectiv der beste seit Beginn der Erkrankung. Urintagesmenge (spontan) ca. 1000ccm. Vollständig klar, ruhig, geordnet; angeregte

Stimmung. Patient bleibt bis gegen 4h nachmittags im Bett, von 4 bis 7h auf dem Balkon. Sehr interessiert, genußfähig, freut sich über das wundervolle Frühlingswetter. Erzählt allerlei Anekdoten etc., verliert dabei niemals mehr den Faden; zuhören strengt noch sehr an, was Patient selbst bemerkt, die willkürliche Concentration und das „Besinnen" macht Schwierigkeiten. Gefühl vollständiger Genesung, Arbeitslust, Lebensfreude. Ca. 10 Minuten lang Abschweifen, dann wieder gesammelt. Abends ausgesprochenes Müdigkeitsgefühl. 0,3 Luminal.

[hier endet der fortlaufend verfasste Bericht]

4 Diskussion

4.1 Die Krankheit von James Loeb bis 1917 wie bisher in der Literatur beschrieben

Dass James Loeb unter einer psychischen Krankheit litt und München, bzw. Murnau nicht zuletzt wegen der Nähe zu seinem Psychiater Emil Kraepelin als Heimatort wählte, ist unbestritten. Nur gibt es keine wissenschaftlich fundierte Diagnose, wobei die Beschreibungen in der Literatur von schlichten „psychischen Problemen" (Macek, 2008 S. 457) bis hin zur recht exakten aber nicht näher belegten Diagnose der „affektiven Psychose" (Burgmair, et al., 2003 S. 350) rangieren.

Im Krankheitsbericht von 1917 wird in dem „Abriß der Vorgeschichte" mit Unterstreichung auf Heredität hingewiesen: von den Eltern findet man keine Beschreibung, die auf eine psychische Erkrankung hinweist. Allerdings wird der Bruder Morris, der Professor für Chemie in New York geworden war, als „scheuen, nervösen Menschen mit erschrockenen, fahrigen Gesten..." (Birmingham, 1969 S. 248) beschrieben, der sein Geld hortete, in dem er Tausend-Dollar-Scheine unter die Tapeten seines Zimmers stopfte (Chernow, 1994 S. 110) und an „Zwangsvorstellungen" (Birmingham, 1969 S. 249) litt. Besonders ausgeprägt war Morris Angst vor einer Lebensmittelintoxikation, absurderweise verstarb er 1912 genau an einer solchen, nämlich an typhoidem Fieber (Saltzman, 2000) (Online).

Von der älteren Schwester Guta Loeb, verheiratete Seligmann, schreibt Birmingham in seiner Darstellung der großen jüdischen Familien New Yorks, daß die „schöne, temperamentvolle, musikalische Tochter Guta ... unter häufigen Nervenzusammenbrüchen [litt]" (Birmingham, 1969 S. 250), was dazu geführt haben soll, daß sie die „die meisten Jahre ihres Lebens als verheiratete Frau in Sanatorien [verbrachte]" (Birmingham, 1969 S. 250).

Von der jüngeren Schwester Nina, die Paul Warburg heiratete, sind keine gravierenden psychischen Probleme bekannt.

James Loeb wird als charmant und charismatisch beschrieben, „er war lustig und konnte sich gut ausdrücken" allerdings verstärkte die Unzufriedenheit im Bankberuf „sein Nervenleiden und seine schwere Depression". Einer Heirat mit

© Springer Fachmedien Wiesbaden GmbH, ein Teil von Springer Nature 2019
A. von Hirsch, *Emil Kraepelin und die Krankheit von James Loeb*,
https://doi.org/10.1007/978-3-658-27642-3_4

einer Warburg-Schwester sollen die potentiellen Schwiegereltern nicht zuge-
stimmt haben, weil „sie von den ersten Anzeichen einer beginnenden Geisteskrankheit bei Jim [= James Loeb] beunruhigt waren"[28]. Diese Beschreibung bei
Chernow beziehen sich auf die Jahre 1900 und 1901.

Durch den Artikel von Hippius et. al. von 1986, bei dem den Autoren der
Krankheitsbericht von 1917 vorlag, sind die verschiedenen Krankheitsphasen
bekannt geworden. Salmen schreibt hierzu: „Seit wann Loebs Leiden, wohl eine
bipolare affektive Störung, früher „manische Depression" genannt, auftrat ist
nicht bekannt. Möglicherweise stand bereits eine Erkrankung im Winter 1891,
von der er sich auf einer Skandinavienreise erholte, damit in Zusammenhang.
Auch 1893, 1895 1897 und im Herbst 1900 gab es offenbar solche Krankeitspha-
sen." (Salmen, 2000 S. 23). Diese Datierungen bei Salmen decken sich mit den
Angaben aus dem Artikel von Hippius et. al. bzw. dem „Abriß der Vorgeschichte" wie sie dem Krankheitsbericht vorangestellt ist.

Ebenfalls mit den in dem „Abriß der Vorgeschichte" genannten Daten deckt
sich die Aussage von Burgmair et. al. dass nach dem Tod seiner Eltern 1902 und
1903 und dem Suizid einer Schwägerin 1904 James Loeb „ein schweres depres-
sives Syndrom als erste Phase einer wahrscheinlichen affektiven Störung" entwickelte (Burgmair, et al., 1997 S. 80). In der Literatur über James Loeb wird nicht
weiter zwischen den Krankheitsphasen in der ersten Dekade des 20. Jahrhunderts
differenziert, auch wenn im „Abriß der Vorgeschichte" die „Anfälle" von
Krankheit unterschieden wird in die Phase Herbst 1903 bis April 1904 und eine
zweite, von Februar 1905 bis August 1905 während. Vermutlich ist die irrefüh-
rende Bezeichnung von Krankheitsphasen als „Anfälle" in den zeitgenössischen
Dokumenten auch dafür verantwortlich, dass in der Warburgschen Familien-
chronik von Chernow James Loebs Krankheit mit Epilepsie bezeichnet wird
(Chernow, 1994 S. 113).

Hier wie auch in anderen Quellen wird behauptet, James habe nach dem
Austritt aus der Bank Hilfe für sein Leiden bei europäischen Ärzten gesucht.
Man kann davon ausgehen, dass ein Aufenthalt bei Binswanger in Jena stattge-
funden hat, da dies der Hauspsychiater der Warburgs in Deutschland war, mit

---

28   Alle wörtlichen Zitate: (Chernow, 1994 S. 110f)

denen James Loeb zweifach verschwägert war, und der auch seinen engen Freund Aby Warburg behandelte. In verschiedenen Quellen, wie auch bei Chernow oder Birmingham wird die Behauptung aufgestellt, James Loeb habe sich ebenfalls in die Hände Sigmund Freuds in Wien begeben. Dafür gibt es aber keinen stichhaltigen Nachweis.

Chernow behauptet auch, dass es wiederum die Familie Warburg war, die James Loeb auf Emil Kraepelin aufmerksam machte. Wann genau der erste Kontakt zwischen dem Patienten James Loeb und seinem berühmten Arzt Emil Kraepelin stattgefunden hat, ist nicht belegt. Allerdings kann man davon ausgehen, dass Loeb in der ersten Jahreshälfte von 1905, spätestens aber 1906, den Münchner Professor konsultierte. Sowohl von seinem Verwalter in Murnau wie von seinem Stiefsohn Joseph Hambüchen gibt es die Aussage, dass James Loeb „ … zu Geheimrat Dr. Kraepelin … während verschiedener Krankheiten ein solch großes Vertrauen [faßte], daß er sich entschloß, staendig in seiner Naehe zu leben…“ (Burgmair, et al., 1997 S. 82)

Nachdem James Loeb im Juli des Jahres 1905 nach München zog, und im Jahr darauf seinen ganzen Privatbesitz nach München überstellen ließ, muß der Kontakt zu Kraepelin davor zustande gekommen sein. Und tatsächlich kann Kraepelin James Loeb soweit helfen, dass James Loeb nicht nur persönlich seinem Arzt vertraute, sondern auch die großen Stiftungssummen für die DFA an dessen Person band.

Im Jahr 1906 begab sich James Loeb zur Kur ins Stahlbad Murnau bei den Drs. Asam, was ihm offensichtlich so gut tat, dass er in den darauffolgenden Jahren in Murnau Häuser mietete, um dort die Sommermonate zu verbringen. 1912 wurde sein eigenes Landgut Hochried fertiggestellt, was James Loeb in den folgenden Krankheitsphasen als Rückzugs- wie auch als Behandlungsort diente.

Die Krankheitsphase, die der in dieser Arbeit dargestellten von 1917 vorausging, dauerte von Ende 1912 bis November 1914, also fast zwei Jahre. Als Auslöser gilt der Tod des Bruders im Oktober 1912. Als James Loeb von einer Reise in die USA zurückkehrte, schien er sich bereits in einer manischen Phase

befunden zu haben. „[Loeb] ist am 18.XI.1912 vorm. bei Ankunft des Pariser-
Expresszugs, beim Verlassen des Wagens plötzlich irrsinnig geworden…"[29]
Burgmair et. al. vermerken ebenfalls für 1912, dass James Loeb in „psy-
chisch labilen Zustand" von der Amerikareise nach Murnau zurückkehrte
(Burgmair, et al., 1997 S. 90).

Über den genauen Verlauf dieser Episode ist nichts bekannt, außer dass
Loeb sich während der gesamten Krankheitsphase in Murnau aufhielt und dort
u.a. von seinem Schwager Paul Warburg betreut wurde, der Loebs Geschäfte
weiterführte (Salmen, 2000 S. 34). Der Schweregrad der Symptome lässt sich
nur vermuten, laut des „Abriß der Vorgeschichte" erlitt James Loeb „3 Monate
lang starke Erregungszustände, nach Abklingen Depression mit Suizidneigung".

Erst Ende des Jahres 1914 scheint James Loeb sich wieder gänzlich gesund
zu fühlen, wie aus Briefen an Aby Warburg hervorgeht.[30]

Während der ersten Kriegsjahre des Ersten Weltkriegs scheint Loeb vergleichsweise unbehelligt von Krankheit gewesen zu sein und arbeitete an seinen
vielfältigen Projekten, zu denen nun auch die Stiftung der Deutschen Forschungsanstalt und mit der Zeit zunehmend auch der Versuch von Friedensinitia-
tiven gehörten. Dabei ist seine Stiftungsmotivation neben der Begeisterung für
moderne Forschung und der Überzeugung von Emil Kraepelin als Institutsgrün-
der durchaus auch in seiner persönlichen Vita zu suchen.

4.2   Hinweise auf Murnau als Verfassungsort der Akte

Aus verschiedenen Quellen gibt es Hinweise auf Murnau als den Verfassungsort
des Krankheitsberichts. Die meisten kommen aus dem Bericht selbst, der schon
damit startet, dass James Loeb am 17.1. aus Berlin nach Murnau zurückkehrte
(KB 17.1.). Ferner greift der Bericht Verhaltensweisen auf, die nur im privaten
Haus möglich sind, wie „läuft im ganzen Haus herum, knipst die Lichter, spielt

---

29   Vermerk vom 22.4.1918 der Zentralpolizeistelle Bayern, Bayrisches Hauptstaatsarchiv, Minn
      53923, zitiert in (Salmen, 2000 S. 34)
30   „ mir geht es wieder sehr gut & ich schäme mich fast wie ich das Leben wieder geniesse!"
      Loeb an Aby Warburg am 21.11.1914, zitiert in (Salmen, 2000 S. 34)

abgerissene Melodien auf Klavier und Harmonium" (KB 31.1.) oder „ging in andere Zimmer, öffnete die Türen und Fenster" (KB Nachtbericht 6./7.2.). Darüber hinaus wird im Bericht klar, dass das medizinische Personal zumindest zunächst nicht dauerhaft vor Ort ist, z.B. „[Loeb] wird misstrauisch, daß Ref. schon so früh zur Bahn fahre" (KB 31.1.) oder „ [er] bekommt einen Nachtpfleger aus der Klinik" (KB 5.2.). An verschiedenen Stellen des Krankheitsberichtes wird auf An- und Abreisen aus bzw. nach München verwiesen.

Darüber hinaus existieren Briefe, die James Loebs Verbleib in Murnau belegen, wie der von Graf Pappenheim an den Kronprinzen Rupprecht vom 5.4.1917: „Ueber Loebs Befinden kann ich leider nur sehr ungünstiges berichten. Im Januar hat er wieder einen schweren Anfall seines alten Leidens erlitten, dessen Ende noch nicht abzusehen ist. Er liegt in Murnau. ...".[31]

Auch Salmen beschreibt Loebs Verbleib in Murnau ab 1917, den sie durch einen Brief an Aby Warburg belegt, in dem sowohl von der Krankheit Loebs als auch von der Anwesenheit Paul Warburgs in Murnau berichtet wird, der wie schon in der Krankheitsphase von 1912/1913 für James Loeb die Geschäfte während seiner Krankheit weiterführte. „Seit der Erkrankung unseres gemeinsamen Freundes war die Verbindung dort gerissen. Ueber Herrn Loebs Befinden sind Sie ja durch Ihren Bruder genau unterrichtet. ... Tiefstes Mitgefühl erfüllt mich für den trefflichen Menschen, dem das Schicksal alles gewährte, um alles zu entwerten!"[32]

Außerdem legt die gelegentliche Beschreibung der Räumlichkeiten und die erwähnte Freude Loebs an dem Besitz, die zu Beginn des Berichts erwähnte Übersiedlung Loebs nach Murnau, sowie die Tatsache, dass die Konsultationen mit Kraepelin überwiegend am Wochenende erfolgen, sowie die gesellschaftliche Stellung des Patienten nahe, dass der Bericht in Murnau auf dem Privatbesitz James Loebs entstand.

Allerdings entschied vermutlich Emil Kraepelin, dass Loeb psychisch stabil genug sei, Anfang Mai Murnau zu verlassen, um sich in München bei Dr. Kiel-

---

31   Bayrisches Hauptstaatsarchiv – Geheimes Hausarchiv: NL Kronprinz Rupprecht 218 zitiert in (Burgmair, et al., 2000 S. 115)
32   Brief von Davidsohn an Aby Warburg vom Juni 1917, zitiert in (Salmen, 2000 S. 36)

leuthner wegen seines urologischen Leidens weiterbehandeln zu lassen (Burgmair, et al., 2000 S. 116).
Dies deckt sich auch mit dem Ende des Krankheitsberichts am 29. April.

4.3   Zusammenfassung des Krankheitsgeschehens

4.3.1   Zusammenfassung des psychischen Krankheitsgeschehens

Anamnestisch wird im „Abriß der Vorgeschichte" auf mehrere „Anfälle" in den Jahren 1893-1905 hingewiesen, meist im Abstand von 2-3 Jahren ohne genauere Beschreibung. Bis 1912 folgte dann eine Phase relativer Gesundheit durchsetzt mit „nur kleineren Erregungszuständen". Drei Jahre vor dem Bericht der Krankheitsphase von 1917 litt der Patient ebenfalls 3 Monate lang unter „starken Erregungszuständen, nach Abklingen Depression mit Suizidneigung".

Zu Beginn der Behandlung, die in dem Krankheitsbericht festgehalten ist, war James Loeb zwar sehr „unruhig, erregt [und] verwirrt" (KB 24.1.) blieb aber grundsätzlich ansprechbar, lenkbar und freundlich. Aktive Versuche, sich zu beherrschen, gelangen dem Patienten nur selten. Dagegen redete er oft ohne Unterbrechung, wobei er immer wieder den Faden verlor und sich von Klang- und Ideenassoziationen leiten ließ. Auffällig ist in der ersten Woche des Berichts außerdem die deutliche motorische Unruhe, begleitet von sichtbaren unbeherrschbaren Muskelkontraktionen und starkem Hitzegefühl. Trotzdem waren die ersten 8 Tage in dem Bericht immer wieder durchsetzt mit Phasen relativer Klarheit, in der der Patient in der Lage war, Gespräche zu führen und außer Haus Spaziergänge zu machen.

Ab Anfang Februar verschlechterte sich der Zustand des Patienten zusehends. Während der zunehmenden Erregungszustände war der Patient nicht mehr ansprechbar, redete ohne Unterbrechungen in losen Satzfragmenten und steigender Verwirrung. Der Patient litt unter Halluzinationen: er hörte „Verwandten im Telephon sprechen, sieht ihre Pelze im Flur hängen", und wähnt Familienmitglieder im Haus, die ihm vorenthalten würden (KB 5.und 6.2.).

James Loeb zeigte einen ausgeprägten Spieltrieb mit zunehmender Infantilisierung: er verwickelte sich beispielsweise in die Vorhänge, setzt sich verkehrt herum auf das Closet, spielte unentwegt mit dem Aschenbecher, wobei er sich

Gesicht und Harre mit Asche beschmierte, er versuchte seine Umgebung mit vermengtem Essen zu füttern, stülpte sich Schüsseln auf den Kopf und tanzte (z.B. KB 7.2.).

Die Phasen relativer Klarheit, die sich in natürlicher, geordneter Sprechweise und Haltung sowie klarer Willensäußerungen darstellten, wurden in den ersten beiden Februarwochen kürzer, waren aber immer noch vorhanden.

Der Schlaf- Wachrhythmus kam zunehmend durcheinander. Der Patient verbrachte die zweite Februarwoche zwischen Bad und Bett, wobei er auch nachts selten mehr als 2h am Stück schlief.

Nachts war James Loeb in den ersten Februarwochen zwar deutlich ruhiger und besser lenkbar als tagsüber, aber der Rededrang und die motorische Unruhe war immer noch ausgeprägt.

In der dritten Februarwoche zeichnete sich ein gewisser Tagesrhythmus ab: Vormittags schien der Patient ansprechbar wenn auch von unbeherrschbarer motorischer Unruhe, wobei sich der Zustand bis zum späten Nachmittag mitunter bis zur Raserei verschlechterte: „der Patient stößt unter schleudernden und schüttelnden Bewegungen des ganzen Körpers in atemloser Erregung völlig zusammenhanglose und ähnlich lautende Wortbruchstücke hervor" (KB 20.2.) etc.

In der ganzen Woche vom 13.-20.2.1917 wurde wiederholt von Halluzinationen berichtet.

Dennoch war James Loeb auch in dieser Zeit zu einer gewissen Selbsterkenntnis fähig: „er bittet [immer wieder nach solchen Sequenzen völliger Unbeherrschtheit] um Verzeihung wegen seiner gestrigen Erregung, die er sich selbst nicht erklären könne" (KB 14.2.) oder meint „er habe grade eine weite Reise gemacht" (KB 20.2.).

Anfang der letzten Februarwoche (22.-24.2) war James Loeb insgesamt deutlich gesammelter, und tageweise lediglich völlig unkonzentriert aber durchgehend ansprechbar. Mitte der letzten Februarwoche (25.-26.2.) kam es zum „Stimmungsumschlag in fast ausgelassene Heiterkeit" (KB. 25.2.) wobei er regelmäßig Telefonate mit Familienangehörigen simulierte und „mit verstellter Stimme Dialoge in allen möglichen Dialekten [aufführt], kokettiert, scherzt, lacht und singt" (KB. 25.2.).

In den letzten Februartagen verschlechterte sich der Zustand von James Loeb wieder dahingehend, dass er sich abends in Erregungszustände bis zur Raserei steigerte, tagsüber war er allerdings vergleichsweise ruhig.

Dieses Muster setzte sich auch in den ersten Märztagen fort. Der Patient verfiel immer wieder in kurze hochgradige Erregungszustände in denen er seine Wärter und die Schwester beschimpfte. Gemeinhin waren in der Zeit von Ende Februar und Anfang März die Nächte durchsetzt mit sehr kurzen Schlafphasen, meist nur 1-3 Stunden am Stück mit längeren Unterbrechungen, wobei der Patient sich in den nächtlichen Wachphasen auffallend freundlich und ruhig verhielt. Selten sind Nächte, in denen James Loeb dann auch gleich 11 Stunden durchschlief.

In der zweiten Märzwoche traten die Phasen großer Erregung und Verwirrung, in denen er auch physisch „kaum zu fixieren" (KB 11.3.) ist, eher mittags auf, und er war an 2 Nächten in Folge (8.-10.3.1917) imstande, mehrere Stunden ohne vorherige Scopolamingabe durchzuschlafen.

Während er am 13. März auffallend ruhig und gesammelt erschien, und auch wieder fähig war, selbstständig zu essen, verfiel der Patient in den Tagen darauf wieder in ununterbrochenes Sprechen mit kurzen ausgeprägten Exzitationen, blieb dabei aber gutmütig. Dieser Zustand hielt einige Tage an, bis er sich zum 17. März deutlich verschlechterte.

Der Patient erwachte am frühen Morgen unter „ziemlicher Unruhe mit lautem wirren Schreien…, gegen Abend erreicht die Erregung Grade von bisher nicht beobachteter Stärke" (KB 17.3.). Dieser Zustand setzte sich über 3 Tage fort, wobei auch in diesen Tagen die Nächte im Vergleich zu den Tagen auffallend ruhig verliefen.

Am 20.3. schien sich der Zustand schlagartig zu bessern. Der Patient erwachte „ziemlich gesammelt" (KB 20.3.), versuchte, wenn auch erfolglos, sich normal zu unterhalten und blieb an diesem und in den folgenden Tagen vergleichsweise ruhig und friedlich. An allen Tagen begannen spätestens nachmittags wieder die wenig zusammenhängenden hervorgestoßenen Klangassoziationen, allerdings ohne die Ausfälligkeiten der Vortage. Außerdem fing James Loeb an, die Uhr wieder richtig zu erkennen und selbstständig zu essen und zu trinken.

Vom 24. -26.3. wurde der Nachmittag und Abend von kurzen, heftigen Exzitationen durchsetzt, ansonsten setzt sich das Bild der Vortage fort. Der Patient bemühte sich immer wieder um klare Konversation, was einzelweise auch gelang.

Bis zum 29.3. schien sich der Zustand des Patienten schrittweise zu bessern, er schaffte es, über mehrere Minuten zu schweigen und selbstständig zu essen und sich zu rasieren. Außerdem sprach er nicht mehr so laut, und die Phasen, in denen James Loeb in unzusammenhängenden Sätzen vor sich hin assoziierte, wurden kürzer.

Der 30. März war wieder geprägt von stärkeren Exzitationen, wohingegen der Patient am Folgetag vollständig klar war. Er sprach mit natürlicher ruhiger Stimme, „hat vollständige Krankheitseinsicht... vermag ruhig zuzuhören und zu folgen." (KB 31.1.) Den Großteil des Tages verschlief der Patient und schlief auch nach dem Abendessen ohne Schlafmittel sofort wieder ein.

Der 1. April verlief wieder wie die Tage Anfang März, der Patient war „verwirrt, euphorisch, erregt" (KB 1.4.), verfiel in Infantilismen und schlief trotz Scopolamininjektionen die ganze Nacht nicht. Dafür verschlief James Loeb den Tag und die Nacht darauf fast vollständig. Am 3.4. nachmittags verfiel er wieder in Erregungszustände, die abends in der Ausprägung stiegen.

Am Morgen darauf erschien der Patient zunächst ruhig und gesammelt, wurde über den Tag unkonzentrierter und verfiel abends in „einen sehr großen Erregungszustand. ... Herr L. schreit und will mit aller Gewalt aus dem Bett" (KB 4.4.). Dieses Bild setzte sich an den beiden folgenden Tagen fort, wohingegen der Patient am 6.4. als vollständig klar und ganz vernünftig beschrieben wird.

Am 7. und 8. April erschien der Patient wieder deutlich verwirrter, aber „wesentlich besonnener als vor 1 Woche, [und] vermag schon, etwas zuzuhören" (KB 7.4.). Die Erregungszustände blieben bei durchschlafenen Nächten bis zum 11.4. aus.

Zwischen dem 12. und 14. 4. traten bei dem Patienten am späten Nachmittag und Abend wiederholt „starke Erregung [auf], die aber immer gleich wieder verblassen. Ein großer Unterschied gegen früher" (KB 12.4.).

Die dritte Aprilwoche war geprägt von deutlicher Besserung des Zustandes des Patienten, er war an allen Tagen zu normalen Gesprächen in der Lage, in „der Stimmung [wird er als] deutlich deprimiert" (KB 17.4.) beschrieben, gelegentlich wirkte er wieder verwirrt und zu längeren Konzentrationsphasen war er nicht in der Lage. Dafür blieben die Erregungszustände ab diesem Zeitpunkt vollständig aus.

Die letzte Woche des Krankheitsberichts ist geprägt von zunehmender Zurechnungsfähigkeit des Patienten. Er schweifte zwar weiterhin oft durch flüchtige Assoziationen in seiner Rede ab, war aber in der Lage, dies selbst zu erkennen und fand gelegentlich selbstständig, meist aber spätestens nach Hilfestellung durch sein Gegenüber zum eigentlichen Gesprächsgegenstand zurück. Zuhören strengte ihn dagegen weiterhin sehr an, weil der Patient nach wie vor nur unter Willensanstrengung in der Lage ist, die „Nebenvorstellungen" (KB 22.4.) auszublenden. Die Tage waren von großem Schlafbedürfnis geprägt, auch der Nachtschlaf stellte sich ohne Narkotikum ein.

Der letzte Tag des Berichts, der 29. April 1917 wird als der beste seit der Beginn der Erkrankung beschrieben. James Loeb zeigt sich „sehr interessiert und genußfähig" (KB 29.4.), er verlor in seiner Erzählung den Faden nicht mehr, auch wenn die willkürliche Konzentration noch Schwierigkeiten bereitete. Abends stellte sich ein ausgesprochenes Müdigkeitsgefühl ein.

4.3.2   Zusammenfassung des somatischen Krankheitsgeschehens und der Therapie

Während des in dem Bericht beschriebenen Zeitraums litt James Loeb auch unter verschiedenen somatischen Krankheitserscheinungen. Nach Organsystemen sortiert ergibt sich aus dem Bericht folgendes:

Allgemeinzustand:
Verschlechterung über den gesamten Zeitraum, über 10 kg Gewichtsverlust: vom 27.1. wo das Gewicht noch 96,7kg betrug bis 15.4. wo James Loeb nur noch 85,5kg wog. Erst ganz zum Ende stieg das Gewicht wieder leicht auf 88,7kg am 28.4.
Darüber hinaus wurde der Gang des Patienten im April als „unsicher und tapsig" beschrieben. An anderer Stelle heißt es: „er geht breitbeinig, eigentümlich steif und unbeholfen" (KB 14.4.).
Temperatur: das bei James Loeb gemessene Fieber korreliert mit der beschriebenen Urintrübung. Im Verlauf werden folgende Körpertemperaturen genannt: ab 18.2. (38,0°C) Anstieg auf 39,5°C am 22.2. Im Zeitraum zwischen dem 28.2. und dem 6.3. Einpendeln der Temperatur auf 37,5°C, danach normal bis 29.3. Dann ein erneuter, schneller Anstieg der Temperatur auf 39,3°C. Dieses Fieber bestand bis zum 1.4.. Ab dem 3.4. war die Temperatur wieder normal. In den

Zeiträumen vom 7-9.4. und 15.-17.4. erfolgte wieder ein Anstieg der Temperatur um die 38°C, danach blieb die Körpertemperatur normal.

Haut:

Am 14. Februar wird im Bericht eine lokal gereizte Hautstelle am Rücken beschrieben, vermutet wird als Äthiologie nächtliches Bettnässen. Im weiteren Verlauf (15.2.) erwähnt wird dieses Ekzem in der Sacralgegend, später wird darauf kein Bezug mehr genommen. Weiterhin wird ab dem 16. 2. eine gut granulierende Hautwunde am Ellenbogen genannt, hier wurde ein Dekubitusverdacht festgehalten.

Therapie: Dermatol-Salbe

Herz- Kreislaufsystem:

Puls: durchgehend erhöht auf um die 86/min, in Phasen hohen Fiebers auf 94-104/min

Blutdruck: wird nur vereinzelt gemessen, z.B. 27.2. 135 mmHg, im Bericht von Dr. Kielleuthner (KB 15.4.) wird der Blutdruck als nicht erhöht erwähnt. Am 23.2. wird der Blutdruck mit 180 mmHg gemessen. Allerdings bleiben die Nennungen und daher vermutlich auch die Messungen des Blutdrucks sporadisch.

Gefäßsystem:

Ab dem 17.2. bestand eine ödematöse Schwellung des Beins inklusive des Fußes, beschrieben wurde am 20.2. eine schmerzfreie kleine Thrombose am linken Bein. Zum 23.2. war das Bein abgeschwollen, allerdings wurde am 24.2. die Vene als druckempfindlich unterhalb der Eintrittsstelle der V. femoralis beschrieben. Ab dem 28.2. war der Venenstrang palpatorisch weniger hart, dennoch blieben bis zum 2. März Stellen am Oberschenkel druckempfindlich. Ab dem 4.3. war die Thrombose gerötet und druckempfindlich, auch am 6.3. wird ein „deutlich fühlbarer thrombotisierter Strang" im Bericht genannt. Erst fast eine Woche später, also am 12.3. zeigte sich die Thrombose als nicht mehr druckempfindlich und ab dem 19.3. war die Thrombose auch „weniger fühlbar". Dennoch wurde am 24.3. das Bein beim Stehen noch cyanotisch. Erst ab dem 30.3. wird in dem Bericht eine „deutliche Besserung" des Beines beschrieben. Ob die am 21.4. erwähnten „Schmerzen im Bein" oder das Schwächegefühl lins mit der Thrombose im Zusammenhang stehen, lässt sich nicht eindeutig klären.

Therapie: Pappschiene, hochlagern, ruhigstellen, Einspritzung am 1.3., wobei aus dem Bericht nicht hervorgeht, was genau an welcher Stelle gespritzt wurde.

Der konsultatorisch hinzugezogenen Geheimrat Prof. Müller verordnet darüber hinaus ein vorübergehendes Badeverbot.

Gastrointestinaltrakt:

Im Verlauf vom 30.1.-3.2. werden im Bericht folgende Beschwerden genannt: Diarrhoen, Darmgase, Aufstoßen, Tenesmen des Darms, gelegentlich Stuhlverhalten. Zurückgeführt werden diese Symptome vor allem auf das wahlweise hastige oder spielerische Eßverhalten des Patienten. Im weiteren Verlauf war die Problematik aber gemeinhin eher zu weicher Stuhl. Vor allem im Februar klagte der Patient über „Leibschmerzen".

Therapie: Rizinusöl + (Seifen-) Einläuft bei Stuhlverhalten

Urogenitaltrakt:

Die folgenden Beschwerden waren vermutlich die am meisten einschränkenden. Nach zeitlichem Verlauf stellen sich die Beschwerden wie folgt dar:

16.2. Häufiger teils frustraner Harndrang, ab dem 18.2. regelmäßig Blasenentleerung mittels Katheter, der Harn war trüb und wurde zur Untersuchung ins bakteriologische Institut geschickt. Ergebnis: Erythrozyten, massenhaft coli Bakterien, zahlreiche Leucozyten, kein Eiweiß, schwach sauer. Am 1. März fand sich dickes Sediment im Katheterurin, ab dem 2.3. trat eine vorübergehende Besserung ein. Dennoch wird am 15.3. ein „Schleimgerinnsel im Katheter" genannt. Offensichtlich wurde wieder eine Probe zur Untersuchung eingeschickt, denn im Bericht wird darauf hingewiesen, dass „in Kultur coli Bac nachweisbar" seien (KB 19.3.). Ab dem 30.3. kam es weiterhin zur „Trübung Urin, Schmerzen im Penis, ablaufendes Sekret", letzteres eventuell auch iatrogen durch unausgesetztes Katheterisieren. Nachdem ab dem 2.4. ein massiver Anstieg der Zellzahl im Urin genannt wird, dafür kaum Sediment, wurde am 6.4. der Patient einem Spezialisten vorgestellt. Dabei handelt es sich um Dr. Kielleuthner, der Privatdozent für Urologie an der LMU war. Seine im Bericht festgehaltenen Kurzdiagnose lautete: es besteht eine Prostatareizung die die Blasenreizung verursacht, die Miktionsstörung sei psychogen. Die Entzündung der hinteren Harnröhre und der Prostata sei durch das notwendig gewordene Katheterisieren hervorgerufen worden. In dem Zeitraum zwischen dem 14. Und dem 18.4. wird wiederholt auf „eitriges Sediment" im Katheterurin hingewiesen.

Therapie: ab 18.2. tlw. 2x täglich Harnkatheter, Spülungen mit 1% Argentumlösung oder 3% Borsäure, 2g Salol in Bärentraubenblättertee tägl. (später: Callargol / Proargol nach Hinzuziehen Spezialisten) Einschränkung der Flüssigkeitszufuhr.

Andere, vereinzelte, und möglicherweise durch die Medikamente ausgelöste Beschwerden:

25.1.: Patient klagt über Trockenheit im Halse,

25.1.+ 14.4.: Händezittern,

25., 26.1. /9.,11.,14.2.: ausgeprägtes Hitzegefühl

4.3.3   *Graphische Darstellung des Krankheitsverlaufs*

Den hier dargestellten Grafiken zum Befinden James Loebs liegen die tabellarisch erhobenen und in nummerische Kategorien von 3 = schwer maniform bis -3 = schwer depressiv umgesetzten Beschreibungen von James Loeb zu Grunde.

Dabei beschreibt die x- Achse die nummerische Kategorisierung des Befindens, die y-Achse beschreibt die Zeit. Wie aus der tabellarischen Aufarbeitung folgt, wurden Daten über das Befinden von James Loeb morgens, mittags, abends und nachts erhoben. An vereinzelten Stellen war durch Lücken des Berichts diese Datenerhebung nicht möglich. An diesen Stellen ist die Diagrammlinie durchgezogen von dem Wert vor und nach der Lücke in der zeitlichen Beschreibung.

Bei dem letzten Diagramm über den Gesamtzeitraum ist zur besseren Lesbarkeit auf der y-Achse nur noch jeder dritte Tag vermerkt.

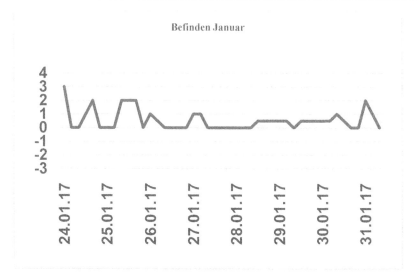

Abbildung 1: Grafiken zum Befinden James Loebs: Befinden Januar

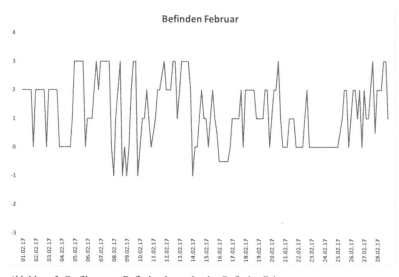

Abbildung 2: Grafiken zum Befinden James Loebs: Befinden Februar

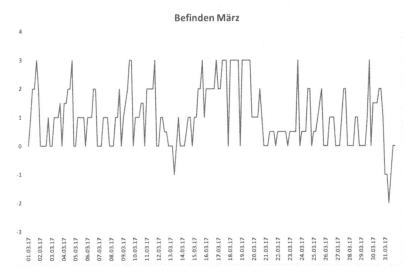

Abbildung 3: Grafiken zum Befinden James Loebs: Befinden März

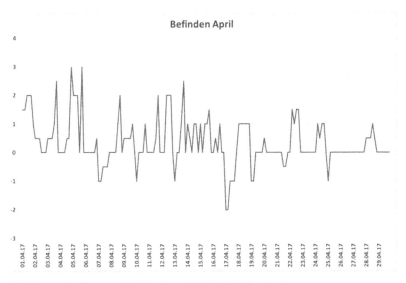

Abbildung 4: Grafiken zum Befinden James Loebs: Befinden April

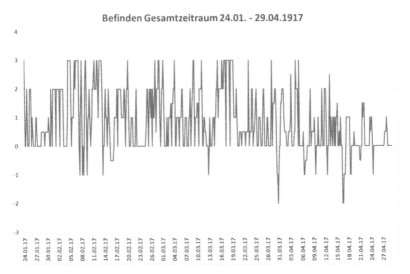

Abbildung 5: Grafiken zum Befinden James Loebs: Gesamtbefinden

4.4   Die Verfasser der „Krankheitsgeschichte" und die darin genannten Personen, soweit bekannt

In den „Krankheitsberichte[n] des J. Loeb" werden mehrere Personen namentlich genannt, darüber hinaus kann man Mutmaßungen zu ihren Verfassern anstellen.

Bei der Akte handelt es sich nicht, wie zwischenzeitlich angenommen (Hippius, et al., 1986 S. 1), um einen Kraepelin-Autograph. Die Tatsache, dass die Akte von mehreren, unterschiedlichen Verfassern geschrieben wurde, ergibt sich schon allein zwingend aus den divergenten Schriftbildern und Sprachstilen. Dabei stimmt kein Schriftbild mit dem Kraepelins überein.

Es lassen sich mindestens 3 Referenten anhand ihrer Schriftbilder und des Sprachduktus sowie der Art und Ausführlichkeit der Aufzeichnungen unterscheiden.

Darüber hinaus werden in der Akte verschiedene Personen genannt, entweder durch die Referenten, als behandelnde Ärzte und Pfleger, oder es werden bei den Aufzeichnungen der wörtlichen Rede James Loebs darin genannte Namen wiedergegeben.

4.4.1   Referenten und medizinisches Personal

Der Hauptteil der Akte ist in lateinischer Schrift geschrieben, sehr korrekt und ausführlich im Berichtsstil und unter Bedienung fachspezifischer Termini. Es läßt sich mit Sicherheit davon ausgehen, dass es sich bei dieser Referentin um die Tochter von Emil Kraepelin handelt, Antonie Schmidt-Kraepelin. Dazu geben folgenden Tatsachen und spezifische Hinweise aus der Akte Anlass:

4.4.1.1   Toni Kraepelin

Emil Kraepelin legte bei seinen Töchtern großen Wert auf eine umfassende akademische Ausbildung (Kraepelin, 2000 S. 39) und in seinen Lebenserinnerungen wird vor allem seine älteste Tochter Antonie, genannt Toni, von Emil Kraepelin mehrfach genannt. Er zog sie auch schon früh zur Assistenz bei seinen Forschungen heran, so unterstützte Toni z.b. noch als Studentin die Untersuchungen zur Treffsicherheit unter Alkohol.[33]

Antonie immatrikulierte sich zunächst in München an der Medizinischen Fakultät, später ging sie für mindestens ein Semester nach Marburg.[34] Das Staatsexamen legte sie 1911 oder 1912 ab, vermutlich in München, jedenfalls wird sie ab dem Wintersemester 1913/1914 bis einschließlich zum Sommersemester 1915 als Assistenzärztin an der Psychiatrischen Klinik in München geführt.[35] Am 2. August 1915 heiratete Antonie den Chemiker Carl Friedrich

---

33   „Um in Ruhe arbeiten zu können, zog ich mich im Frühjahr 1908 mit meiner ältesten Tochter, die Medizinerin geworden war, nach Murnau zurück. ... Meine Tochter war, abgesehen von ihren medizinischen Studien, mit der Bearbeitung von Schießversuchen beschäftigt, ... Es handelte sich darum, den Einfluß mäßiger Alkoholgaben auf die Treffsicherheit festzustellen." (Hippius, 1983 S. 172)

34   Vgl Personen- und Studentenverzeichnisse 1826-1946 der LMU, abzurufen unter http://epub.ub.uni-muenchen.de/view/lmu/pverz.html, außerdem gibt es eine umfangreich Materialsammlung zu „Ärztinnen im Kaiserreich", eine Dokumentation der FU Berlin, einzusehen am Institut für Geschichte der Medizin, Klingsorstr. 19, 12203 Berlin. Hier wurden auch Informationen zu Toni Kraepelin gesammelt.

35   Vgl Personen- und Studentenverzeichnisse 1826-1946 der LMU, abzurufen unter http://epub.ub.uni-muenchen.de/view/lmu/pverz.html, auch (Krauss, 1997 S. 146)

Schmidt, Entdecker des Cardiazols[36]. Das bedeutete aber, dass sie aus dem beamteten Anstellungsverhältnis der Universität als öffentliche Einrichtung ausscheiden musste.[37] Allerdings blieb sie weiter in der Klinik für Psychiatrie tätig, wie aus den Lebenserinnerungen von Kraepelin hervorgeht. „Die Ärzte mußten [wegen der Einberufungen der männlichen Angestellten zum Kriegsdienst, Anm. AvH] immer mehr durch Ärztinnen ersetzt werden, so daß ich am 2. Februar 1916, … die gewohnte Besprechung nur mit vier Damen abhalten konnte, von denen eine meine Tochter war." (Hippius, 1983 S. 186).

Nachdem Antonie aber nicht mehr verbeamtet war, konnte sie zur Betreuung von Privatpatienten freigestellt werden. Außerdem verließ sich Emil Kraepelin auf die fachliche Kompetenz seiner Tochter, der er später, 1919, die klinische Abteilung der Forschungsanstalt für Psychiatrie unterstellte (Hippius, 1983 S. 217). Schon vorher hatte Antonie ein an der Klinik eingerichtetes Lazarett geleitet (Burgmair, et al., 2000 S. 111).

Außerdem kannte James Loeb Toni Kraepelin schon als Studentin, da sie ihren Vater regelmäßig begleitete, namentlich zu einem Aufenthalt in einem von Loeb zur Verfügung gestellten Haus in Murnau, zur Bearbeitung der 7. Auflage des Lehrbuches. Loeb war seinerseits Verfechter des Frauenstudiums, er stiftete ein Wohnheim für Studentinnen und unterstützte die Frauenrechtlerin Luise Kieselbach in allen Tätigkeiten, (Salmen, 2000 S. 46) wird also gegen die Behandlung durch Frauen keine Vorbehalte gehabt haben.

---

36   Dabei handelt es sich um ein zentral wirksames Kreislaufstimulans, was in höheren Dosen Krampfzustände auslöst und v.a. in den USA in der Schocktherapie verwendet wurde. Erst 1982 wurde die Zulassung zur Anwendung entzogen.

37   Bayrisches Beamtengesetz von 1908, Art. 206 Abs 1: „Auf die weiblichen Beamten finden die Vorschriften dieses Gestzes mit der Maßgabe Anwendeung, daß: 1. mit ihrer Verehelichung das Dienstverhältnis dauernd widerruflich wird, auch wenn es bereits unwiderruflich war; dazu der Kommentar: „Bei den weiblichen Beamten muß im Interesse der ungestörten Erfüllung ihrer Dienstpflichten grundsätzlich davon ausgegangen werden, daß sie in der Regel unverheirateten Standes sind. Zu einer Verheiratung oder Wiederverheiratung bedürfen sie an Art. 17 Abs. I der Erlaubnis der vorgesetzten Dienstbehörde. Wird die Erlaubnis ausnahmsweise erteilt, weil im gegebenen Falle dienstliche Bedenken nicht entgegenstehen, so soll man Art. 206 Ziff 1 gleichwohl mit der Verehelichung die Wirkung verbunden sein, daß das Dienstverhältnis kraft Gesetzes nicht mehr unwiderruflich werden kann…" (Beamtengesetz, 1908/1910)

Darüber hinaus gibt es noch zahlreiche Hinweise aus der Akte selbst auf die Identität der hauptsächlichen Referentin. Zum Beispiel wird im Krankheitsbericht wiederholt Loeb in wörtlicher Rede zitiert, dabei bezieht sich Loeb in seiner Rede auf den Vater der Referentin und erwähnt diesen im Zusammenhang mit der Forschungsanstalt (z.b: KB 7.2./25.3./22.4).

Außerdem gibt es eine sehr ausführliche Wiedergabe der Worte James Loebs am 7.2., darin: „Toni Schmidt! Geben Sie mir meinen Mantel, verlassen Sie einen Augenblick das Zimmer" und später: „...ich möchte der Toni Schmidt der Zweiten sagen...". Dabei bezieht Loeb sich auf die Anwesenheit zweier Toni Schmidts in seinem Haushalt: Antonie Kraepelin, verheiratete Schmidt und Antonie Hambüchen, geborene Schmidt, beide genannt Toni. Letztere war die Pflegerin und Lebensgefährtin, später auch Ehefrau von James Loeb.

Ein letzter Hinweis ist schließlich die Tatsache, dass der abschließende urologische Bericht von Dr. Ludwig Kielleuthner an Loebs behandelnde Ärztin, Toni Schmidt-Kraepelin gesendet wurde.[38]

4.4.1.2 Mögliche andere Referenten und weiteres medizinisches Personal

Eine ähnlich eindeutige Zuordnung der anderen beiden Referenten lässt sich leider nicht unternehmen. Beide schreiben sehr viel flüchtiger, knapper und in Sütterlin, werden also vermutlich älter gewesen sein als Kraepelins Tochter. Außerdem ist die Sprache der beiden anderen Referenten schlichter und nicht mit Fachtermini durchsetzt, was die Vermutung nahelegt, dass diese Teile des Berichtes von den Pflegern verfasst wurden.

Die aus der psychiatrischen Klinik freigestellten, namentlich genannten Pfleger waren ein Herr Nothafft, und ein Herr Reithmeier. Nachdem beide zunächst die Nachtberichte mündlich an Toni Kraepelin weitergaben, erwähnt wird Nothafft ab dem 5. Februar, Reithmeier als mündlicher Berichterstatter ab dem 12.2., kann man vermuten dass diese beiden, Nothafft und Reithmeier, möglicherweise weitere Verfasser der Akte sind. Ebenso wird namentlich einmalig am

---

38   Vgl. hierzu (Burgmair, et al., 2000 S. 116) sowie Anmerkung 62

20. Februar ein Nachtbericht von „Wimmer" festgehalten, hier ist auch zu vermuten, dass es sich dabei um einen weiteren Nachtpfleger aus der Klinik handelte, der möglicherweise später auch Berichte geschrieben haben könnte.

Von den Pflegern Nothafft und Wimmer sind kein weiteres Zeugnisse vorhanden. Reithmeier hingegen scheint in den Folgejahren James Loeb weiter betreut zu haben.

Hatte James Loeb nach seiner Übersiedlung nach Deutschland zunächst Franz Müller als Kammerdiener eingestellt, entwickelte dieser sich schnell zum Vertrauten, dessen Aufgabengebiet sich auch auf die Betreuung und im Zweifel auch physische Bändigung James Loebs ausdehnte.[39] In dieser Funktion hatte Müller James Loeb bei allen Reisen, auch ins Ausland, begleitet.

Nachdem Franz Müller seit der Entstehung des Landgutes Hochrieds vornehmlich als Gutsverwalter arbeitete, war er in den Schweizer Exiljahren der Loebs in Murnau unabkömmlich. Daher wurden seine Aufgaben dem Pfleger Reithmeier übertragen, der James Loeb in die Schweiz begleitete. Dort erkrankte Reithmeier allerdings an Darmkrebs und starb im November 1920. Nachdem Loeb zwar weiterhin schwer depressiv war, aber offensichtlich nicht zwingend eines männlichen Pflegers bedurfte, beschränkte sich Loebs Versorgung auf die Pflege durch Toni Hambüchen und die aus Murnau mitgenommenen und vertrauten Hausmädchen.[40]

Häufig in der Akte erwähnt wird Herr Dr. Deuringer, und zwar über den gesamten Zeitraum, der in der Akte festgehalten ist. Dieser Arzt scheint mehr Erfahrung zu haben als die 1912 approbierte Toni Kraepelin, jedenfalls macht er

---

39   Dies geht aus den bislang unveröffentlichten Memoiren von Toni Kienlechner, geb. Müller, Tochter von Franz Müller hervor. In diesen beschreibt Toni Kienlechner auch sehr farbig das Leben auf Hochried in den 20er Jahren.

40   „Während Frau Doctor kurzer Abwesenheit hatte ich den Schreck und den Kummer, dass mein treuer Reitmayr schwer erkrankte + eine Samadener Spitze nach einer Operation die Darmkrebs feststellte nach fünf Tagen daran so wie an einer schweren Nierenentzündung starb. Ein junger recht verständiger Arzt der seit 2 Monaten bei mir ist hat ihn aufs Beste behandelt bis eine Konsultation die Ueberführung nach Samaden [gemeint ist vermutlich Samedan, nächst größerer Ort bei St. Moritz AvH] als unumgänglich erwies. Für Frau Doctor und mich ist dies ein unersetzlicher Verlust. Da Justine, eines unserer Dienstmädchen, hier ist, geht es aber auch ohne den braven Wärter", Brief Loeb an Kraepelin, 12. November 1920, Archiv Nußbaumstr., ohne Nummer

Einspritzungen und Katheterisierungen, wo es Toni Kraepelin misslingt (KB 19.2.). Erstmals genannt wird er namentlich am 24. Januar, bei einer Konsultation mit Emil Kraepelin ist er am Sa. 17. Februar anwesend.[41] In den Personalverzeichnissen der Ludwig Maximilians Universität ist er in den Jahren 1912-1917 nicht zu finden, daher handelt es sich bei Dr. Deuringer vermutlich um einen niedergelassenen Arzt aus Murnau oder Umgebung. Dabei ist nicht eindeutig zu klären, ob Dr. Deuringer selbst Psychiater war.

Ebenso wird über einen kurzen Zeitraum Dr. Quenstadt namentlich genannt. Dabei handelt es sich um den ehemaligen Hausarzt von James Loeb,[42] der für 1 ½ Tage die innere medizinische Betreuung, vermutlich in Vertretung von Dr. Deuringer, übernommen hatte.

Eine einmalige Erwähnung trifft Dr. Rüdin, der damalige Assistent Kraepelins und Oberarzt an der Psychiatrischen Klinik, der in den 1930er Jahren, nach Kraepelins Tod, das Forschungsinstitut für Psychiatrie leitete, und dessen Rassenhygiene- und Eugenik-Lehre unter dem nationalsozialistischem Regime unter anderem zur Rechtfertigung der Zwangssterilisationen und Krankentötungen genutzt wurden. Nachdem Rüdin nur einmal in der Beschreibung dessen, was James Loeb inhaltlich spricht, erwähnt wird, ist es zweifelhaft, ob er den Patienten während dieser Episode gesehen hat. Gesichert ist, dass James Loeb Dr. Rüdin kannte, da er als Oberarzt der Klinik immer für eine der Abteilungen der Forschungsanstalt für Psychiatrie als Leiter vorgesehen war.

---

41 Krankenbericht 17.2. „Nachmittags Consultation Geh.Rat.Kr. – Dr. Deuringer: Wegen Emboliegefahr Ruhestellung des Beines mit einer Pappschiene, Bettruhe. – Psychisch etwas verwirrt, doch nicht besonders erregt bis zum Abend, wo die Erregung wieder zunimmt und sich bis zu einförmigen sinnlosen Kopf- und Handbewegungen unter Ausstoßung abgerissener Silben und Satzbruchstücke steigert. Urinentleerung trotz häufigen Dranges spärlich; abends 0,0001 Hyoscin injiciert (Dr. D.), danach rasch tiefer Schlaf."

42 Krankenbericht 19.2. „Um 7h Eintreffen von Dr. Quenstadt, des früheren Hausarztes, den Pat. mit großer Freude u. sichtlichem Vertrauen begrüßt"

4.4.2 Konsultationen und Visiten von Spezialisten

In den Monaten, die in der Krankenakte festgehalten sind, fanden im etwa wöchentlichen Abstand an den Samstagen Konsultationen durch Emil Kraepelin statt. In der Phase Mitte Februar, wo es James Loeb besonders schlecht ging, zusätzlich noch an einem Donnerstag, und einem Dienstag, so dass Emil Kraepelin im Februar allein 6 mal nach Murnau fuhr, um James Loeb persönlich zu behandeln. In der Summe sind im Bericht 14 Konsultationen mit Kraepelin vermerkt, alle persönlich und nicht telefonisch. Außerdem kreisen die Gedanken Loebs immer wieder auch um seinen Arzt, jedenfalls werden von Loeb regelmäßig Hinweise auf Kraepelin als Arzt, die Forschungsanstalt und den Bezug zum Vater der Referentin zitiert. Den enormen Aufwand, den Emil Kraepelin zur persönlichen Betreuung James Loebs auf sich nimmt – Murnau ist über 1 Zugstunde von München entfernt, und der Winter 1917 ist ein besonders strenger Kriegswinter, das ganze bei laufendem Klinik- und Lazarettbetrieb, mitten in der Gründungsphase des Forschungsinstituts - zeigt, mit welcher Ernsthaftigkeit und Verantwortung sich Emil Kraepelin trotz vielfältiger Belastungen diesem Patienten widmete.

Mitte Februar zeigt sich bei James Loeb eine Thrombose des linken Beins, außerdem Fieber in Höhe von über 39°C, dazu wird Geheimrat Friedrich von Müller, Ordinarius für Innere Medizin der Ludwig-Maximilians-Universität zugezogen. Am Do. den 22. Februar findet eine telefonische Konsultation mit v. Müller statt und am darauffolgenden Samstag dem 24. Februar begleitet v. Müller Kraepelin zur persönlichen Visite nach Murnau. Er spricht ein Badeverbot aus, um das geschiente Bein zu schonen und verschrieb Digipurat, ein Herzglycosid auf Digitalis-Basis, zur Prophylaxe weiterer Komplikationen.[43]

Ab April verschlechterte sich die Harnwegs- und Blasenerkrankung von James Loeb, so dass auch hier ein Spezialist hinzugezogen wird. Dr. Kielleuthner war 1917 Privatdozent für Urologie an der LMU und sah James Loeb am 6.,

---

43 Digitalis wurde Anfang des 20. Jhd prophylaktisch zur Vermeidung von postoperativen Komplikationen wie Oedemen gegeben, außerdem wurde es bei Pneumonien eingesetzt, vgl. (Klug, 1923)

15. und 21. April 1917. Sein Befund ist im Bericht übertragen. Nachdem sich Ende April der psychische Zustands James Loebs soweit gebessert hatte, dass er reisefähig war, übersiedelte Loeb in sein Haus nach München, um sich dort von Dr. Kielleuthner weiter behandeln zu lassen. Dessen Berichte gingen an Toni Schmidt-Kraepelin, der behandelnden Psychiaterin Loebs.

Loeb schien auch zuvor schon von Kielleuthner wegen eines Blasenleidens behandelt worden zu sein, jedenfalls schreibt er an Kraepelin über seine Zufriedenheit mit dessen Behandlung.[44]

4.4.3 Privatpersonen

Immer wieder zur Sprache kommt Marie-Antonie Hambüchen, geborene Schmidt, sie gibt auch im „Abriß der Vorgeschichte" umfänglich Auskunft. Dabei handelt es sich um die Pflegerin und Lebensgefährtin James Loebs, die sich schon in den USA um die Mutter von James Loeb kümmerte. Damals war sie mit dem deutschen Arzt Dr. Wilhelm Hambüchen verheiratet, der später starb. Als Witwe begleitete sie James Loeb nach Deutschland und kümmerte sich in allen Krankheitsphasen um ihn. Nach seiner Genesung von der Episode, die 1917 begann, heiratete James Loeb Antonie Hambüchen 1921 in der Schweiz. Daher ist auch ihr Sohn Joseph, genannt Beppo, aus der Ehe mit Dr. Hambüchen, der legitime Erbe Loebs. Erwähnung findet sie in nahezu allen Briefen Loebs an Kraepelin als „Frau Doktor"[45]. Mit eben dieser Bezeichnung findet sie im Bericht Erwähnung als Fr. Dr., Frl. H., etc.

Man kann davon ausgehen, dass sie durchgehend auch in der im Bericht beschriebenen Zeit pflegerisch tätig war, auf jeden Fall übernahm sie die Pflege James Loebs im Schweizer Exil hauptamtlich und hielt auch selbst Kontakt zu Emil Kraepelin.

---

44   „Kielleuthner′s Verschreibungen von Wildungener Wasser und Lindenblütentees scheint sehr
      gute Wirkung zu tun", Brief Loeb an Kraepelin, nicht genau zu datieren, vermutlich 11.6.1916,
      Archiv Nußbaumstr. o.Nr.
45   z.B. „Frau Doktor + ich erwidern Ihre Grüße aufs Beste", Brief Loeb an Kraepelin 15.2.1916,
      Archiv Nußbaumstr. o.Nr., so oder ähnlich unterzeichnet Loeb nahezu alle Briefe

Immer wieder erwähnt werden die Verwandten von James Loeb, vor allem als Inhalt seiner Redeschwälle. Darüber ist aus anderer Quelle bekannt, dass sich Paul Warburg während James Loebs Krankheitsphase in Murnau aufhielt, um sich um dessen laufenden Geschäfte zu kümmern (Salmen, 2000 S. 34). Inwieweit James Loeb das realisiert hatte, lässt sich nicht nachvollziehen. Der Bericht gibt hierzu keinen Anhaltspunkt.

Einzelweise werden Hauspersonal und Freunde von James Loeb namentlich erwähnt, zum Beispiel das Hausmädchen Mari, die auch in den Erinnerungen von Toni Kienlechner, Tochter des Gutsverwalters und Vertrauten James Loebs, beschrieben wird. Ebenso kommt Carl Sattler zur Sprache, der Architekt von James Loeb, der alle privaten und gestifteten Bauwerke James Loebs entwarf und ein enger Freund desselben war (Scherer, 2000 S. 127).

4.5 Psychopathologischer Befund James Loebs auf Basis des „Krankheitsberichts" nach heutigem Standard

„Zunahme der Exitationen" ab Anfang Februar 1917, im Bericht fluktuierender Verlauf, Befunde sind Längsschnitt aus 3 Monaten Krankheitsbeschreibung:

- 50 jähriger Patient
- Gesteigerte Wachheit, bewußtseinsklar
- Orientierung: Intermittierende Desorientierung, außer zur Person
- Kognitive Funktionen: Fluktuierende Störung der Aufmerksamkeit und Konzentration, Gedächtnisfunktion wird nicht beschrieben
- Intermittierend distanzgemindert bis sexuell anzüglich im interpersonellen Kontakt, wechselnd zu freundlich zugewandt
- Formales Denken: Ideenflucht, freies Assoziieren, Konfabulationen, teilweise Zerfahrenheit bis hin zum Wortsalat, beschleunigtes Denken, Gedankendrängen
- Inhaltliches Denken: Intermittiernd Wahneinfälle mit hoher Wahndynamik (Thematisch oft religiös, teils Verfolgung und Beeinträchtigung)
- Wahrnehmungsstörung: Verdacht auf akustische Halluzinationen (dialogisierende Stimmen, Akoasmen), Verdacht auf illusionäre Verkennung, DD: optische Halluzinationen

- Affektschwankungen bis hin zur Affektinkontinenz (heiter-euphorisch, wütend, aufgewühlt, depressiv, selten dysphor, teils bedrohlich aber niemals gewalttätig gegen Personen)
- Stimmung zwischen manisch und dysthym
- Ausgeprägte Antriebssteigerung und Hypermotorik mit Handlungszerfahꞏ renheit und Logorrhoe, Echopraxie und Echolalie, Grimassieren, Infantilisierung, sexuelle Enthemmung
- Psychovegetativ: Vollkommene Auflösung des Tag-/Nacht-Rhythmus, Bettflucht, circardiane Rhythmik mit Erregungszuständen vorwiegend am späten Nachmittag/Abend, verminderter Appetit, infolge dessen gravierender Gewichtsverlust, Diarrhoe und Obstipation
- Wechselnde Krankheitseinsicht bei durchgehender Behandlungsbereitschaft
- Keine Eigen- oder Fremdgefährdung

Immer wieder kurze Phasen relativer Klarheit, Krankheitseinsicht, Konzentrations- und Konversationsfähigkeit

Aus heutiger Sicht beschreibt die vorliegende Krankenakte am ehesten eine manische Episode mit psychotischen Symptomen.

Im Rahmen der bekannten anderen Krankheitsphasen mit schwer depressiven Zuständen ergibt sich das Bild einer Bipolaren Störung (ICD-10: F 31.2)

4.6 Die Therapie durch Kraepelin

4.6.1 Psychopharmakotherapie

Der Begriff des Psychopharmakons tauchte erstmals im späten Mittelalter auf. In der Schrift „Psychopharmacon, hoc est: medicina animae" sammelte Reinhardus Lorichidus Trost- und Sterbegebete (Hippius, 1986 S. 552). Dabei meint hier der Begriff Psychopharmakon eher ein religiöses Hilfsmittel des Trostes. Erst mit der Einführung der modernen Psychopharmaka nach 1952 wurde der Begriff einheitlich verwendet für Medikamente mit psychotroper Hauptwirkung.

Dennoch versuchten Ärzte, Apotheker und Chemiker seit der Antike, Substanzen zu isolieren und zu entwickeln, mit denen psychische Erkrankungen wenn schon nicht geheilt, so doch zumindest gelindert werden sollten.

In der frühen Psychopharmakotherapie standen keine Neuroleptika oder Stimmungsstabilisatoren (mood stabilizer) zur Verfügung, vielmehr hat man versucht, den Patienten mittels starker Narcotika wie Barbituraten oder Opiaten etwas Linderung zu verschaffen, hoch erregte Patienten pharmakologisch zu beruhigen und vor allem für Schlaf zu sorgen.

Im Folgenden gliedert sich die Auflistung der verwendeten Medikamente nach der Häufigkeit ihrer Gabe bei der Behandlung von James Loeb.

4.6.1.1 Scopolamin

Von Beginn der Episode Ende Januar 1917 bis zum Ende des Krankheitsberichts am 29. April 1917 wurde James Loeb nahezu täglich mit Hyoscin s.c. behandelt. Dabei ist Hyoscin identisch mit Scopolamin. Dies war auch 1917 bekannt. Beide Medikamentennamen, Hyoscin sowie Scopolamin werden in dem Bericht genannt. Die Einstiegsdosis war 0,6mg Hyoscin als Monopräparat s.c. verabreicht. Die Maximaldosis war 1,5mg s.c., wobei die Standarddosis im Verlauf des Berichts sich auf 0,8mg s.c. belief. Als Monopräparat kam Scopolamin in dem beschriebenen Zeitraum 41 Mal zum Einsatz. Ebenso wurden bei James Loeb Kombinationspräparate mit Scopolamin angewendet: 3 Mal in Kombination mit Pantopon, einem Opiumextrakt, das seit 1910 zugelassen wurde und 19 Mal wurde Scopolamin in Verbindung mit Narcophin angewendet. Dabei ist Narcophin eine Mischung aus Morphin und α-Noscapin, beides Alkaloide der Mohnpflanze. Insgesamt wurden James Loeb also 63 Gaben Scopolamin s.c. injiziert.

Hyoscin, bzw. Scopolamin ist ein Alkaloid der Nachtschattengewächse, was 1881 erstmals von Ladenburg als Hyoscin isoliert wurde. Dabei wirkt Hyoscin (Scopolamin) antagonistisch auf muscarinerge Acetylcholinrezeptoren. Mit dieser Substanz hat Rudolf Gnauck die ersten klinischen Versuche an der Berliner Charité gemacht, wobei er das Mittel bei „den verschiedensten Formen von Geistesstörung" (Gnauck, 1882 S. 449) anwendete. Gnaucks, sowie alle folgenden klinischen Untersuchungen zeigten, dass sich Hyoscin sehr gut zur schnellen und kurzfristigen Beruhigung bei allen möglichen Erregungszuständen einsetzen lasse, aber keinerlei spezifische Wirkung bei Geisteskrankheit entfalte, also lediglich eine symptomatische Behandlung darstellte (Hall, 1997 S. 66ff).

„Ernst Schmidt hat im Jahr 1890 aus der Wurzel von „scopolia atropoides" ein Alkaliod dargestellt, welches er als „Scopolamin" bezeichnete. Bei einer genaueren Untersuchung im Jahre 1892 fand er, daß dieses Alkaloid mit dem Ladenburgschen Hyoscin identisch ist. ... Im Gegensatz zu [anderen Präparaten]... fand Hyoscin (Scopolamin) dauerhaften Eingang in die psychiatrische Arzneimitteltherapie. ... Das Scopolamin wurde vorwiegend nach 1900 auch in Kombination mit andern Pharmaka, als Morphium-Scopolamin, Pantopon-Scopolamin ... in der psychiatrischen Pharmakotherapie erprobt und angewendet." (Hall, 1997 S. 65ff)

Zudem galt die therapeutische Breite von Scopolamin-Präparaten als akzeptabel, durch die vielfache Anwendung hatte man einen weiten Erfahrungsschatz mit den Dosierungsmöglichkeiten, Dauer der Anwendung und Wirkweisen und gemessen an der schmalen Auswahl medikamentöser Einflussmöglichkeiten auf Erregungszustände schienen die unerwünschten Arzneimittelwirkungen tolerabel. Als solche wurden beschrieben: „Abnahme der Pulsfrequenz, Schwerfälligkeit der Bewegung, Mydriasis, Rötung des Gesichts, Erbrechen, verminderte Schweiß- und Speichelsekretion"[46] und andere, wobei auch bei Dosierungen über 10mg keine schweren Intoxikationserscheinungen zu beobachten seien.

4.6.1.2 Barbiturate

Die zweithäufigste bei James Loeb verwendete Stoffklasse waren Barbiturate. Diese wurden erstmals 1902 durch Emil Fischer synthetisiert (Weber, 2012 S. 29). Mit dessen Darstellungsverfahren war es möglich, Diethylbarbitursäure in größerer Menge und Reinheit herzustellen, die von der Firma Bayer unter dem Handelsnamen „Veronal" vertrieben wurde (Geschwinde, 2013 S. 654). Dabei wurde die neue Substanz zunächst im Tierversuch getestet. Spätestens seit den 60er Jahren des 19. Jahrhunderts hatten sich Tierversuche im Vorfeld zu klinischen Untersuchungen durchgesetzt (Weber, 2012 S. 29). „Barbiturate haben

---

46   (Hall, 1997 S. 66), Hall bezieht sich hier auf eine Veröffentlichung von F. Klein aus dem Jahr 1901

einen breiteren und stärkeren Effekt als alle anderen Sedativa" (Lüddens, 2012 S.
700) indem sie an allen β-Untereinheiten der $GABA_A$-Rezeptoren direkt agonis-
tisch wirken. Dabei unterscheiden sich die verschiedenen Derivate nur über ihre
Wirkdauer. Dosisabhängig wirken Barbiturate zunächst nur sedativ, höher do-
siert hypnotisch bis hin zu narkotisch, also schlaferzwingend (Geschwinde, 2013
S. 657). Dabei war die geringe therapeutische Breite sowie die schnelle Toleran-
zentwicklung und körperliche Abhängigkeit schnell bekannt und Gegenstand
mehrerer Untersuchungen.[47] Ebenso war die Gefahr des Mißbrauchs und des
Rauschpotentials frühzeitig bekannt (Groß, 1919 S. 40ff). Dennoch blieben Barbiturate das Mittel der Wahl wenn es um den nötigen Einsatz von Hypnotika
ging, genauso wie die verschiedenen Präparate zur „Bekämpfung von Erregungszuständen Geisteskranker" (Hall, 1997 S. 209) bevorzugt eingesetzt wurden.

Da Veronal nur schwer wasserlöslich ist wurde kurz nach der Markteinfüh-
rung Veronal-Natrium unter dem Namen Medinal 1908 in den Handel gebracht,
was durch die bessere Löslichkeit auch rektal oder s.c. verabreicht werden konnte. Als Dosisempfehlung zur Schlafinduzierung galt für beide Präparate 0,5g als
Einstiegsdosis, maximal gesteigert auf 2g als Einzeldosis.

Später wurde die Phenylaetylbarbitursäre unter dem Namen „Luminal" syn-
thetisiert und 1911 zur klinischen Erprobung an verschiedene psychiatrische
Anstalten übersandt. Luminal ist in der Wirksamkeit als bedeutend stärker als
Veronal beschrieben worden und kam bei allen möglichen Erregungs- und
Angstzuständen, auch mit teils erheblicher motorischer Unruhe und Schlaflosig-
keit verbunden, zum Einsatz. Dabei führten Dosierungen von 0,4g per os zuverlässig zu einem ruhigen Schlaf über mehrere Stunden.[48] „Allerdings kam das
Luminal bei denjenigen schweren Erregungszuständen bzw. Tobsuchtsanfällen
nicht in Betracht, bei welchen eine sofortige Wirkung erzielt werden sollte, da es
erst nach 60-90 Minuten seine volle Wirksamkeit entfaltete. Die sofortige Beruhigung schwerer Erregungszustände bleibt... die Domäne des subcutan zu verab-
reichenden Scopolamins" (Hall, 1997 S. 215).

---

47 (Weber, 2012) S. 31, vgl. auch (Hall, 1997 S. 208ff)
48   (Hall, 1997 S. 214ff), Hall fasst hier zahlreiche Studien v.a. aus dem Jahr 1912 zusammen

All diese Studien und erprobten Wirkweisen der Barbiturate sowie seiner Kombinationen mit Scopolamin wurden bei der Medikation von James Loeb offensichtlich berücksichtigt. In der Krankheitsepisode 1917 werden ihm alle 3 oben beschriebenen Barbituratpräparate verabreicht, vermutlich alle per os. Dabei erhielt James Loeb 31 Einheiten Medinal in Einzeldosen von 1g oder 1,5g. Veronal wurde dem Patienten in Einzeldosen von 0,5g bis 1,5g, mehrheitlich 1g, 18 Mal gegeben. Luminal kam einmal zu Beginn der im Krankenbericht beschriebenen Behandlung im Januar 1917 und weitere 5 Mal zum Ende der Behandlung im April 1917 in Dosierungen von mehrheitlich 0,3g zum Einsatz. Nicht verwunderlich ist dabei, dass bei James Loeb die üblichen Nebenwirkungen beschrieben wurden. Vor allem ließ sich nach relativ kurzer Zeit kein dauerhafter Schlaf mit den Barbituraten mehr herbeiführen (KB z.B. 14.4.) Außerdem entwickelte James Loeb in Folge der dauerhaften Medikation mit Scopolamin und Barbituraten Hitzegefühle, er klagt über Trockenheit im Hals, bei ihm werden Ataxien beschrieben sowie Händezittern.[49] Inwieweit andere somatische Krankheitserscheinungen wie Leibschmerzen, Stuhl- und Harnverhalt, Tenesmen des Darms, Diarrhoen u.a. überwiegend auf die Medikation zurückzuführen sind, lässt sich nicht eindeutig nachvollziehen.

4.6.1.3   Sonstige Psychopharmaka

Das älteste Mittel, das in der Behandlung psychisch Erkrankter zur Durchbrechung der Erregungszustände verabreicht wurde, war Brom. Als Sedativum wurde Brom seit 1827 eingesetzt (Schott, 2006 S. 481). Dabei hat Brom eine sehr lange Halbwertszeit von 12 Tagen, was bei dauerhafter Gabe zu einer Kumulation mit Anreicherung im ZNS führt und mit chronischer Bromintoxikation (Bromismus) einhergeht (Geschwinde, 2013 S. 683). Der Bromismus, der einhergeht mit Somnolenz, Krampfanfällen und sogar psychotischen Zuständen und darüber hinaus mit Hauterscheinungen wie der Brom-Akne, Abszessen und Erythemen gekennzeichnet ist, war als Nebenwirkung dauerhafter Gabe brom-

---

49   (Krankenbericht, 1917), z.B. 25.1.1917, 9.-14.2.1917, 14.4.1917, 24.4.1917 u.a.

haltiger Medikamente, (vor allem wurde Bromkalium und Bromnatrium verabreicht) frühzeitig bekannt.[50] Allerdings blieben die Bromide bis ins 20. Jahrhundert probates Mittel im Einsatz gegen Epilepsien und Erregungszuständen, wobei
sie in ihrem Erfolg als Schlafmittel dem Morphium fast gleichgesetzt wurden.
Wie bei allen frühen Psychopharmaka wurden auch Brompräparate zur reinen
Symptommilderung eingesetzt, eine Heilung versprachen seriöse Veröffentlichungen nicht.

James Loeb wurde vor allem in den ersten Wochen mit Brom behandelt.
Dabei wird im Bericht Bromnatrium genannt (KB z.b. 27.1.). Ob die nachfol-
gend auch nur mit Brom oder Brompulver bezeichneten Medikamentengaben
auch jeweils Bromnatrium war, oder auch das stärker wirkende Bromkalium zum
Einsatz kam, lässt sich nicht mit Sicherheit sagen. Dabei erhielt James Loeb an
12 Tagen im Zeitraum zwischen dem 27.1.- 9.3.1917 Einzeldosen von 2g, meist
1 Mal, vereinzelt 2 Mal täglich. Nach dem 9. März wurde James Loeb nicht
mehr mit Bromide behandelt.

Im Februar werden James Loeb 3 Mal in kurzer Folge 2g Trional gegeben.
Trional gehört in die Klasse der Disulfone und wurde in den 1890er Jahren kli-
nisch erprobt. Die empfohlene Einzeldosis reicht von 1-4g Trional und wurde
vor allem als Schlafmittel bei stärkerer Erregung eingesetzt. Vorteil war ein
schneller und verlässlicher Wirkungseintritt (Hall, 1997 S. 178ff). Allerdings
wurden die Präparate aus der Klasse der Disulfone nach dem ersten Weltkrieg
vollständig von anderen Hypnotika verdrängt. Vermutlich hängt diese Entwicklung mit den starken Nebenwirkungen wie Ataxie, Lähmung oder Schwindel
der Disulfone zusammen (Goder, 1985 S. 31).

Zum Ende der Behandlung wurde James Loeb einmalig 1g Adalin verabreicht (KB 26.4.). Dieses seit 1911 erprobte Mittel galt ebenfalls als erfolgrei-
ches Schlafmittel, was ebenfalls sedative Wirkung hatte. Der Wirkungseintritt
war mit 30min erheblich schneller als bei beispielsweise Luminal und wurde vor
allem bei motorischer Unruhe verabreicht. Die empfohlene Dosis reichte dabei
von 0,25-1,5g. Adalin galt als nebenwirkungsarm und zuverlässig, allerdings war

---

50   Bereits 1879 wurde der Ausdruck Bromismus für die mit einer Brom-Dauertherapie einherge-
      henden Krankheitserscheinungen benutzt. Vgl. (Hall, 1997 S. 111)

es erheblich teurer als andere Hypnotika und kam daher signifikant seltener zum Einsatz als die zeitgleich etablierten Barbiturate (Hall, 1997 S. 194ff). Interessant ist der Hinweis von James Loeb in einem Brief an Kraepelin vom 4.3.1920, dass er keines Opiums mehr bedürfe, demnach scheint eine Opiatbehandlung im Anschluss an diese manische Episode noch jahrelang fortgeführt worden zu sein. Dabei ist nicht bekannt, welche Präparate in welchen Dosierungen zum Einsatz kamen.

Die „Opiumkur" bei schweren Depressionen wurde allerdings bis in die 1950er Jahre durchgeführt. Schon seit der Antike haben Ärzte alle möglichen psychischen Erkrankungen mit Opium zu behandeln versucht. In den 1860er Jahren hat die Psychiaterfamilie Engelkens in ihren Anstalten nahe Bremen ein Behandlungsschema mit Opium bei schweren endogenen Depressionen entwickelt und evaluiert, was bis zur Einführung der trizyklischen Antidepressiva 1957 in wenigen Abwandlungen in den meisten Kliniken und Anstalten durchgeführt wurde. Dabei wurde die „mit der Opiumtherapie verbundenen theoretischen Probleme ... der tatsächlichen Wirksamkeit, der adäquaten Abgrenzung des Indikationsgebiets und der Abhängigkeitsgefahr .... letztlich nicht gelöst." (Weber, 1987 S. 60). Wobei diese Problematik vor allem aus den sehr breiten Anwendungsversuchen von Opiumtherapien resultierte. Die Wirksamkeit bei schweren endogenen Depressionen wurde wenig infrage gestellt, ebenso wie die Suchtgefahr bei strikter Indikationsstellung durchgehend negiert wurde. Auch Kraepelin empfiehlt "in den Depressionszuständen ... Opium oder Morphium ... in Anwendung zu ziehen" (Kraepelin, 1899 S. 424f).

4.6.2   Sonstige psychiatrische Therapie

Neben der pflegenden Überwachung James Loebs und der Gabe der damals zugelassenen und erprobten Psychopharmaka wurden folgende Therapieformen durchgeführt:

4.6.2.1   Bäder- und Betttherapie

Schon Wilhelm Griesinger forderte die Behandlung der psychischen Krankheiten unter regulären Krankenhausbedingungen und die Unterbringung der Kranken in Betten. Damit sollten mehrere Effekte erzielt werden. Die Kranken sollten so zur Ruhe und zur Krankheitseinsicht bewegt werden, für das Personal ergab sich dadurch eine einfacherer Überwachungs- und Beobachtungssituation und nicht zuletzt unterstrich Giesinger damit den Anspruch auf die klinische Behandlung psychischer Krankheiten im Gegensatz zu der im 19. Jahrhundert noch weit verbreiteten reinen Unterbringung.

Auch Kraepelin setzte in der Behandlung von leichten, bzw. beginnenden Erregungszuständen auf die Lagerung in Betten: „Die Behandlung der manischen Erregung beginnt mit dem Versuch der Bettlagerung" (Kraepelin, 1916 S. 21). Damit versuchte Kraepelin nicht nur eine Beruhigung herbeizuführen, sondern auch einen möglichst zwangarmen Umgang mit dem Patienten zu sichern. Aber vor allem die Kombination der Bettlagerung mit warmen Dauerbädern war, neben der bereits genannten medikamentösen Therapie, die einzige Möglichkeit zur Beruhigung bei manischen Zuständen.

„Das bei weitem wirksamste Behandlungsmittel bei manischen Kranken sind warme Dauerbäder, die man nach Bedarf halbe, auch ganze Tage lang, selbst Monate hindurch in Anwendung ziehen kann. Bei empfindlicher Haut empfiehlt sich vorheriges Einreiben mit Lanolin. Um die Kranken an die Bäder zu gewöhnen, sind im Anfange öfters einige Gaben Hyoscin oder Sulfonal nötig; später pflegen sie ohne große Widerstreben in dem behaglichen warmen Bade zu bleiben, doch wird man sie mit Eintritt einer Beruhigung immer wieder im Bett oder auf dem Liegestuhl im Garten zu halten suchen" (Kraepelin, 1916 S. 21f. vgl. auch S.499 „Behandlungsmaßnahmen"). Auch in seinen Lebenserinnerungen schildert Kraepelin die guten Erfahrungen, die die Ärzte mit den Dauerbädern gemacht hatten.[51]

---

51   „da wir mit der Ausdehnung der Bäder selbst über Wochen und Monate im allgemeinen nur günstige Erfahrungen machten, wurden sie nach und nach das wichtigste Hilfsmittel bei der Bekämpfung schwerer Erregungszustände..." (Hippius, 1983 S. 75)

James Loeb wurde gleich zu Anfang der manischen Episode 1917 angehalten, sich mehrheitlich im Bett oder einem Schlafsessel aufzuhalten. In den ersten Tagen der Behandlung machte Loeb noch in Begleitung von Toni Schmidt-Kraepelin ausgedehnte Spaziergänge, die in den folgenden Tagen immer kürzer wurden und nach Konsultation mit Emil Kraepelin Anfang Februar durch Spazierfahrten in der Kutsche ersetzt wurden. Schließlich wurden die Aufenthalte an der frischen Luft wegen zunehmender und dauerhafter Erregungszustände ganz eingestellt. Im gleichen Zeitraum, Anfang Februar 1917, begann auch die Behandlung mit Dauerbädern. Während der Phasen hochgradiger Erregungszustände blieb James Loeb 8 - 10 Stunden im Bad. Zum Ende der Behandlung im April erweiterte sich der Bewegungsraum von James Loeb wieder, die warmen Bäder wurden verkürzt, blieben aber bis zum Ende fester Bestandteil der Therapie. Vielfach fordert James Loeb selbst „ins Bad gebracht zu werden" (z.B. KB 9.2.), da er sich darin offensichtlich wohl fühlte.

Wegen der Thrombose und der Notwendigkeit, das Bein geschient höher zu lagern, sprach Geheimrat Prof. v. Müller am 22.2. und noch einmal am 25.2. ein Badeverbot aus, was vor allem bei dem Patienten auf Widerstand stieß.[52] Nachdem das Badeverbot zur weiteren Erregung des Patienten führte, wurde nach Rücksprache mit dem ehemaligen Hausarzt Dr. Quenstadt das Badeverbot umgangen. Der Patient „erklärt, daß das sein Bein sei und er keinen andern Wunsch habe, als aufzustehen und damit in´s Bad zu gehen, das sein Bad sei. Protestiert gegen die Schiene, dabei ganz blaß vor Erregung. – Da nicht mehr zu halten, kommt Patient (Dr.Qu.!) um 2 Uhr in´s Bad im Zimmer, bleibt darin bis 7h abends, unter Aufstellung eines Beinbewachungspostens. Ist darüber sichtlich befriedigt, beruhigt sich bald, spricht und hantiert aber unaufhörlich" (KB 26.2.).

---

52 „Patient beklagt sich bitter über das Badeverbot, meint, er werde überhaupt ganz unnötigen „Torturen" unterzogen" Krankheitsbericht 23.2.

4.6.2.2   Andere Therapieversuche

Am 11. Februar wurde bei James Loeb ein Hypnoseversuch unternommen. Nachdem dies aber nicht wiederholt wurde, muss davon ausgegangen werden, dass dieser Versuch ohne den gewünschten Effekt blieb.

Einer Gesprächstherapie wurde James Loeb nicht unterzogen, die Schwere seiner Erkrankung hätte das auch in dem in der Akte umrissenen Zeitraum unmöglich gemacht. Grundsätzlich wurde auch bei James Loeb versucht, durch ruhiges und bestimmtes Auftreten der Ärzte und Pfleger dem Patienten ein grundsätzliches Vertrauen in die Behandlung zu geben und zu seiner Beruhigung beizutragen. Kraepelin selbst schreibt 1916 in seiner „Einführung in die klinische Psychiatrie" auf S. 502: „Die psychische Behandlung umfaßt alle seelischen Einwirkungen, die den Zustand der Kranken günstig zu beeinflussen vermögen. Dahin gehört zunächst die Versetzung in eine geeignete Umgebung, wie sie für alle schwereren Erkrankungen die geschlossene Anstalt darstellt. Weiterhin aber ist von großer Bedeutung das Verhalten der Personen, die sich mit dem Kranken beschäftigen, außer den Angehörigen also namentlich des Arztes und des Pflegepersonals. ... Wer mit Geisteskranken zu tun hat, muß vor allem ruhig und geduldig, freundlich und bestimmt sein, ... Dadurch wird er sich, soweit das nicht durch die Krankheit selbst unmöglich gemacht wird, das Vertrauen der Kranken erwerben und zur Erleichterung ihrer Leiden beitragen können. Die unmittelbare seelische Beeinflussung hat nur einen sehr begrenzten Spielraum." [sic!] Der Psychoanalyse stand Kraepelin mehr als skeptisch gegenüber [53] und wurde von ihm nie angewandt.

---

53   „Auf eine Darlegung der schweren Bedenken, die gegen diese zuversichtlich vorgetragene wie mangelhaft begründete Lehre [Freuds] sprechen, kann hier nicht eingegangen werden." (Kraepelin, 1916) S. 503

4.7 Der weitere Verlauf der Krankheit

Der weitere Verlauf der hier untersuchten Krankheitsepisode von James Loeb lässt sich, wie schon der Verlauf in den Vorjahren nur aus der Literatur und Briefen von und an James Loeb erschließen.

Der Bericht endet mit dem 29. April des Jahres 1917. Den Nachtberichten, die von anderen Verfassern als denen des Krankheitsberichts noch für einen Tag auf einem Loseblatt weitergeführt wurden, kann man entnehmen, dass James Loeb ohne erkennbare Verschlechterung seines Zustandes im Vergleich zu den letzten Tagen des Krankheitsberichts blieb. Es ist anzunehmen, dass James Loeb am 29. der 30. April 1917 Murnau auf Anweisung von Kraepelin verließ, um in München sein urologisches Leiden von Dr. Kielleuthner weiterbehandeln zu lassen.

Über den genauen gesundheitlichen Zustand Loebs ist bis Ende 1919 nichts bekannt. In der Literatur über James Loeb wird allenfalls erwähnt, dass ihn der Erste Weltkrieg in tiefe Depressionen stürzte. Da er in diesen Monaten nach Mai 1917 vermutlich wieder in München wohnte, war auch die gesundheitliche Supervision durch Emil Kraepelin erheblich einfacher als in Murnau.

Im November 1919 begab sich James Loeb mit einem Teil seiner Hausgenossen und Angestellten auf Anraten des amerikanischen Botschafters in Bern in die Schweiz, um über die Freigabe des in den USA angelegten Teil seines Vermögens zu verhandeln (Burgmair, et al., 1997 S. 94). Der hier wieder einsetzende und zum Teil erhaltene Briefverkehr zwischen James Loeb und Emil Kraepelin lassen einige Rückschlüsse auf Loebs Befinden zu.

Am 20. November 1919 antwortet James Loeb auf einen Brief Kraepelins, in dem dieser anbietet, einen Schweizer Arzt Loebs Vertrauen in den bisherigen Krankheitsverlauf einzuweisen: „… Mehrmals habe ich den ganzen Tag im Bett zugebracht aber meistens gehe ich entweder eine kurze Strecke oder fahre mit Frau Doctor [= Marie-Antonie Hambüchen A.v.H] eine Stunde Schlitten. In meiner Stimmung hat sich leider nichts gebessert und die Scheu vor Menschen weicht auch nicht. Ich ziehe vor keinen Arzt zu sehen, da ich überzeugt bin, dass

Frau Doctor in ihrer langjährigen Erfahrung und unter Anwendung Ihrer Methoden die Sache besser versteht als irgend Einer der mich jetzt in Behandlung nehmen könnte..." [54] und kurze Zeit später: "... Unser Weihnachten war kein vergnügtes. In meiner Gesellschaft kann es keine Freude geben. Seit drei Wochen besitze ich eine ganz exakte Waage. Mein Gewicht, was anfangs auf 85 herunter gegangen war, schwankt jetzt zwischen 88 und 89- also wie in den letz-ten Monaten in Murnau ...Schlaf und Verdauung sind gut aber meine Stimmung ist immer gedrückt und gegen Abend bin ich oft sehr erregt. Von Fortschritten ist leider keine Rede..." [55]

Kraepelin antwortete darauf: „Vor allem wünsche ich Ihnen, dass die kommenden Monate Ihnen die volle Gesundheit und Lebensfreude wiedergeben mögen. Auf dem Umwege über Amerika erfuhr ich heute durch Paul Warburg, dass Frau Doktor mit Bestimmtheit für die nächste Zeit eine wesentliche Besserung Ihres Befindens erwartet... Ich wäre Ihnen sehr dankbar, wenn ich in einiger Zeit wieder einmal von Ihnen hören würde, namentlich über den Gang Ihres Körpergewichts." [56]

Bis in den November des Jahren 1920 scheint sich James Loebs Zustand nicht wesentlich zu bessern, „... Ich kann immer noch gar nichts arbeiten, bin körperlich fast so träge wie geistig. Eine kurze Stunde zu Fuss ist ungefähr meine Maximalleistung trotz des schönst denkbaren Wetters. Ich bin noch sehr leicht erregbar ebenso leicht tief verstimmt. In einem Wort, das alte Bild." [57] Zudem beschreibt Loeb selbst eine für ihn unüberwindbare Menschenscheu.

Der Tonfall in den Briefen Loebs änderte sich im Frühjahr 1921. Nicht nur werden die Sätze und Inhalte wieder prägnanter, er selbst beschrieb sein Befinden: „Mein Befinden ist ganz ordentlich wenngleich ich mir viel Kopfzerbrechen über die nähere + fernere Zukunft mache.- Gewicht steigt – jetzt 101 Kilo!" [58]

Danach scheint die depressive Phase überwunden. James Loeb heiratet Marie-Antonie Hambüchen am 22. Mai 1921 in der Schweiz, nachdem sie fast 20

---

54   Loeb an Kraepelin, 20.11.1919, Archiv Nußbaumstr. o.Nr.
55   Loeb an Kraepelin, 26.12.1919 Archiv Nußbaumstr. o.Nr.
56   Kraepelin an Loeb, 7.1.1920 Archiv Nußbaumstr. o.Nr.
57   Loeb an Kraepelin, 12.11.1920 Archiv Nußbaumstr. o.Nr.
58   Loeb an Kraepelin, 10.04.1921 Archiv Nußbaumstr. o.Nr.

Jahre seine Gesellschafterin und Pflegerin gewesen war, und plant seine Rück-
kehr nach Murnau.[59]

Bis zu seinem Tod im Jahr 1933 scheint James Loeb keine schwere Manie
oder Depression mehr erlitten zu haben. Kraepelin selbst war durch die Angele-
genheiten des Forschungsinstituts sehr in Anspruch genommen, daher stellte
Kraepelin James Loeb in den folgenden Jahren Felix Plaut als ärztlichen Berater
zur Seite (Burgmair, et al., 1997 S. 103). Dieser war ebenso wie James Loeb
Nachkomme einer großen Bankiersfamilie und Plaut übernahm nach dem Tod
Kraepelins die volle ärztliche Betreuung.

Im Jahr 1930 setzte bei James Loeb ein Magenleiden ein, was ihn veranlass-
te, sein Testament zu verfassen. Nachdem die Bedrohung durch die Nationalso-
zialistische Partei für Juden in Deutschland immer deutlicher wurde, reiste James
Loeb bereits gesundheitlich angeschlagen in die Schweiz, um sich mit seinem
Anwalt über sein deutsches Vermögen zu beraten. In Lugano ereilte ihr ein ce-
rebraler Insult mit Halbseitenlähmung, dazu kam noch eine Pneumonie
(Burgmair, et al., 1997 S. 112). Zwar überlebt James Loeb die Rückreise nach
Murnau am 5. Mai 1933, starb aber 3 Wochen später auf seinem Landgut in
Hochried.

---

59   „Es war mir eine grosse Freude, aus Ihrem Briefe zu ersehen, dass Sie nun endlich sobald
      wieder auf Ihr schönes Besitztum zurückzukehren beabsichtigen." Kraepelin an Loeb,
      13.06.1921

5   Zusammenfassung

Als James Loeb 1906 endgültig nach Deutschland emigrierte und sich in München niederließ war der Grund für die Wahl seines Wohnortes auch die Nähe
zum Arzt seines Vertrauens, Emil Kraepelin, ausschlaggebend.

Emil Kraepelin war anerkanntermaßen einer der größten Psychiater seiner
Zeit. Sein Lehrbuch für Psychiatrie und seine klinische Nosologie hat die Psychiatrie des 20. Jahrhunderts nachhaltig geprägt, und hat bis heute Gültigkeit.

James Loeb blieb bis zur Emeritierung Kraepelins 1922 dessen Patient, im
Gegenzug ermöglichte James Loeb maßgeblich durch eigene finanzielle Verpflichtung sowie die Anbahnung wichtiger Kontakte für Kraepelin in den USA
sowie zu deutschen Wirtschaftsgrößen die Gründung der Deutschen Forschungsanstalt für Psychiatrie.

Kraepelins genauer wissenschaftlicher Arbeitsweise und der sauberen
Durchführung seiner Anweisungen durch seine Assistenten, sowie der Promi-
nenz James Loebs als Patient, verdanken wir den „Krankheitsbericht des Herrn J.
Loeb" von 1917.

Die 3 Referenten halten sich dabei streng an die Berichtform, es werden
keine Diagnosen gestellt. Dafür stellt der Bericht eine lückenlose Dokumentation
des Tagesablaufs, der Behandlung und der Medikation von James Loeb dar.

Bei der Referentin A handelt es sich mit Sicherheit um die älteste Tochter
Emil Kraepelins, Antonie Schmidt-Kraepelin, die 1912 ihr Staatsexamen in Me-
dizin ablegte und ihrem Vater im Beruf des Irrenarztes folgte. Nach ihrer Assis-
tenzzeit an der Universitätsklinik musste sie wegen ihrer Heirat 1915 aus dem
Beamtenverhältnis austreten und stand für die Betreuung von James Loeb zur
Verfügung.

Der Verlauf der hier beschriebenen Krankheitsphase begann mit sich stei-
gernden Erregungszuständen. Zunächst hielt James Loeb noch einigermaßen
einen Tag-Nacht-Rhythmus, der sich später zunehmend auflöst. Dabei waren
diese Tage gekennzeichnet von phasenweiser zeitlicher und örtlicher Desorientierung und zunehmenden Exitationen, auch die Ideenflucht und das freie Assoziieren nahm über die Zeit zu.

Ab Anfang Februar verschlechterte sich der Zustand von James Loeb zusehends und ab dem 5. Februar machte seine Verfassung eine ständige Überwa-

© Springer Fachmedien Wiesbaden GmbH, ein Teil von Springer Nature 2019
A. von Hirsch, *Emil Kraepelin und die Krankheit von James Loeb*,
https://doi.org/10.1007/978-3-658-27642-3_5

chung notwendig. Ab diesem Zeitpunkt setzten auch eine ausgeprägte Infantilisierung und ein teilweise unbeherrschbarer Spieltrieb ein. Dazu gesellten sich
zunehmend akustische Halluzinationen und die motorische Unruhe steigerte sich
weiterhin. Ab dem 8. Februar 1917 wurde für James Loeb ein zweiter Pfleger als
notwendig befunden, um James Loeb auch körperlich bei seinen Ausbrüchen
beherrschen zu können. Bis Ende März zeichnet sich eine circadiane Rhythmik
ab, mit zunehmenden Exitationen ab dem frühen Nachmittag bis hin zum völli-
gen Kontrollverlust.

Ab Anfang April besserte sich der Zustand James Loebs schrittweise mit
kurzen Phasen zeitlicher und örtlicher Orientierung. Ab Mitte April schaffte es
James Loeb auch gelegentlich, sich willkürlich zu konzentrieren und er zeigte
echte Krankheitseinsicht, was dazu führte, dass Emil Kraepelin ihm eine günstige Prognose stellte, dies traf auch genauso ein.

Am 29. April 1917 endet der fortlaufend geführte Bericht, um in 2 losen
Blättern für zwei Tage fortgesetzt zu werden. Dabei ist zu vermuten, dass James
Loeb am 29. April nach München übersiedelte, um sein urologisches Leiden bei
Dr. Kielleuthner behandeln zu lassen.

Die psychiatrische Behandlung erfolgte bei James Loeb nach dem neuesten
Standards seiner Zeit. Daher ist der im Bericht beschriebene fürsorgliche und
drohungs- und gewaltfreie Umgang mit James Loeb auch in den Phasen voll-
kommenen Kontrollverlusts keine Spezialbehandlung dieses Patienten, sondern
die bestmögliche Behandlung, die sich an den Universitätskliniken durchsetzte.
Pharmakologisch therapiert wurde James Loeb vornehmlich mit Barbituraten,
einzelweise Opium, sowie andere Morphinderivate in Verbindung mit Scopolamin. Dies war bis zur Einführung der Neuroleptika in den 1950er Jahren die
einzig mögliche pharmakologische Therapieunterstützung.

Über den weiteren Krankheitsverlauf existieren keine klinischen Aufzeichnungen, allerdings geht aus den Briefen, die James Loeb aus dem Schweizer Exil
schrieb, eindeutig hervor, dass er unter Depressionen litt. Eine für James Loeb
spürbare Genesung trat erst im Frühjahr 1921 ein, bis zu seinem Tod am 27. Mai
1933 scheint bei James Loeb keine weitere Episode seiner Erkrankung mehr
aufgetreten zu sein.

Versucht man die Befunde aus dem Krankenbericht nach heutigem Standard zu erheben ergibt sich das Vollbild eines manischen Syndroms mit infanti-
ler und dysphorer Erregung, gedanklicher und motorischer Getriebenheit, Dis-

tanzverlust, heftigen kognitiven Einbußen, Schlafstörungen und intermittierend auch psychotischem Erleben.

Dass sich James Loeb überhaupt wieder soweit erholte, zeigt zum einem die beachtliche geistige und menschliche Leistungsfähigkeit von James Loeb, aber vor allem auch, wie sehr das vertrauensvolle Arzt-Patienten-Verhältnis zu Kraepelin sowie die umsichtige Behandlung in den jeweiligen Krankheitsphasen zum Positiven niederschlugen.

Literaturverzeichnis

AJN. 1908. For Rest and Reconvalescence. *The American Journal of Nursing.* 1908, Bd. Vol. 08 No. 10, S. 777-778.

Beamtengesetz. 1908/1910. *Bayerisches Beamtengesetzt nebst Gehaltsordnung sowie Richterdisziplinargesetz.* Ansbach : C. Brügel&Sohn, 1908/1910.

Binswanger, Ludwig und Warburg, Aby. 2007. *Die unendliche Heilung. Aby Warburgs Krankengeschichte.* Zürich, Berlin : Diaphanes, 2007.

Birmingham, Stephen. 1969. *In unseren Kreisen. Die großen jüdischen Familien New Yorks.* Berlin : Ullstein, 1969.

Burgmair, Wolfgang und Weber, Matthias M. 1997. "... daß er sich nirgends wohler als in Murnau fühle..." James Loeb als Förderer der Wissenschaft und philanthropischer Mäzen. *Jahrbuch 1997.* 1997, Bd. 18, S. 76 - 128.

—. **2003.** "das Geld ist gut angelegt, und Du brauchst keine Reue zu haben" James Loeb, ein deutsch-amerikanischer Wissenschaftsmäzen zwischen Kaiserreich und Weimarer Republik. *Historische Zeitschrift.* 2003, Bd. 277, S. 343-378.

—. **2000.** Ein "...Lichtstrahl in das trübe Dunkel..." James Loeb als Wissenschaftsmäzen der psychiatrischen Forschung. [Buchverf.] Brigitte Salmen. *James Loeb 1867-1933.* Murnau : Schloßmuseum Murnau, 2000, S. 107-126.

Calder, Wiliam M. 2000. Loeb, James. *American National Biography Online Feb. 2000.* [Online] Oxford University Press, 2000. http://www.anb.org/articles/10/10-01011-.html.

Chernow, Ron. 1994. *Die Warburgs: Odyssee einer Familie.* Berlin : Siedler, 1994.

Engstrom, Eric, Burgmair, Wolfgang und Weber, Matthais M. 2002. Emil Kraepelin's "Self-Assessment": clinical autography in historical context. *History of Psychiatry.* 2002, Bd. 13, S. 089-119.

Forster, Robert. 2013. James Loeb und die Musik. [Buchverf.] James Loeb Verein e.V. *Die Musikaliensammlung von James Loeb - eine Wiederentdeckung.* Murnau : James Loeb Verein e.V., 2013.

Friedländer, Adolf. 1918. Grundlinien der psychischen Behandlung. Eine Kritik der psychotherapeutischen Methode. *Zeitschrift für die gesamte Neurologie und Psychiatrie.* 1918, Bd. 42/1, S. 99-140.

Geschwinde, Thomas. 2013. *Rauschdrogen. Marktformen und Wirkungsweisen.* Berlin, Heidelberg : Springer, 2013.

Gnauck, Rudolf. 1882. Über die Anwendung von Hyoscin bei Geisteskranken. *Carité-Annalen.* 1882, Bd. 7, S. 448-465.

Goder, Kristina. 1985. *Zur Einführung synthetischer Schlafmittel in die Medizin im 19. Jahrhundert.* Frankfurt : Lang, 1985.

Groß, Alfred. 1919. *Über akute Psychosen nach chronischem Mißbrauch von Veronal und Chloralhydrat.* Breslau : Disertation aus d. Psychiatr. u. Nervenkl. d. Univ. Breslau, 1919.

Gründer, Gerhard und Benkert, Otto Hrsg. 2012. *Handbuch der psychiatrischen Pharmakotherapie.* Berlin, Heidelberg : Springer, 2012.

© Springer Fachmedien Wiesbaden GmbH, ein Teil von Springer Nature 2019
A. von Hirsch, *Emil Kraepelin und die Krankheit von James Loeb,*
https://doi.org/10.1007/978-3-658-27642-3

Hall, Frank. 1997. *Psychopharmaka - Ihre Entwicklung und klinische Erprobung. Zur Geschichte der deutschen Pharmakopsychiatrie von 1844 bis 1952.* Hamburg : Kovač, 1997.

Hamdorf, Friedrich W. 2000. James Loebs archäologischen Studien. [Buchverf.] Brigitte Salmen. *James Loeb 1867-1933. Kunstsammler und Mäzen.* Murnau : Schloßmuseum Murnau, 2000.

Hampke, Georg. 1906. *Über Veronal-Vergiftung.* Leipzig : B. Georgi, 1906.

Hippius, Hanns. 1986. Psychopharmakologie. [Buchverf.] Christian Müller Hrsg. *Lexikon der Psychiatrie. Gesammelte Abhandlungen der gebräuchlichsten psychiatrischen Begriffe.* Berlin, Heidelberg, New York : Springer, 1986, S. 552-553.

Hippius, Hanns u.a. (Hrsg.). 1983. *Emil Kraepelin, Lebenserinnerungen.* [Hrsg.] Hanns Hippius u.a. Berlin, Heidelberg, New York, Tokyo : Springer, 1983.

Hippius, Hanns, et al. 2008. *The University Department of Psychiatry in Munich. From Kraepelin and his predecessors to molecular psychiatry.* Heidelberg : Springer, 2008.

Hippius, Hans, Hoff, Paul und Münch, K. 1986. Murnau and the History of Psychiatry. *New Results in Depression Research.* 1986, S. 1 - 6.

Hutchinson, Gertrude. 2006. Loeb Center for Nursing Records (MC39). [Hrsg.] Foundation of New York State Nurses. *Bellevue Alumnae Center for Nursing History.* 2006.

Ideler, Karl Wilhelm. 2010. Biographieen Geisteskranker in ihrer psychologischen Entwicklung 1841. [Buchverf.] Hans Peter Haak. *Atlas zur Entwicklung der Psychiatrie.* Leipzig : Haak, 2010.

Kienlechner, Toni. Kindheitserinnerungen. Noch nicht veröffentlicht : s.n.

Klein, Ferdinand. 1901. Über die Nebenwirkungen und Indicationen des Hyoscinum hydrobromicum. *Psychiatrische Wochenschrift.* 1901, Bd. 2, S. 261-264 und 269-273.

Klug, W. J. 1923. Digipurat als Prophylaxe gegen postoperative Lungenkomplikationen. *Deutsche Zeitschrift für Chirurgie.* 177, 1923, Bd. 3, S. 236-244.

Kolle, Kurt. 1956. Emil Kraepelin. [Buchverf.] Kurt Kolle Hrsg. *Große Nervenärzte.* Stuttgart : Thieme, 1956, S. 175-186.

Kraepelin, Emil. 1880. *Die Abschaffung des Strafmaßes. Ein Vorschlag zur Reform der heutigen Strafrechtspflege.* Stuttgart : Enke, 1880.

—. **1916.** Ein Forschungsinstitut für Psychiatrie. *Zeitschrift für die gesamte Neurologie und Psychiatrie.* 1916, Bd. 32, S. 1-38.

—. **1916.** *Einführung in die Psychiatrische Klinik, 3. Auflage.* Leipzig : Barth, 1916.

—. **1918.** Hundert Jahre Psychiatrie. *Sonderdruck der Zeitschrift für die Gesamte Neurologie und Psychiatrie.* 1918.

—. **2000.** *Persönliches. Selbstzeugnisse.* [Hrsg.] Wolfgang Burgmair. München : Belville, 2000. Bd. 1.

—. **1899.** *Psychiatrie. Ein Lehrbuch für Studierende und Ärzte.* Leipzig : Barth, 1899.

—. **1918.** Ziele und Wege der psychiatrischen Forschung. *Zeitschrift für die gesamte Neurologie und Psychiatrie.* 1918, Bd. 42.

Krankenbericht. 1917. *Kranheitsberichte des James Loeb.* Archiv der Psychiatriehistorischen Sammlung der Klinik für Psychiatrie und Psychotherapie der LMU.

München : Archiv der Psychiatriehistorischen Sammlung der Klinik für Psychiatrie und Psychotherapie der LMU, 1917. ohne Nummer.

Krauss, Marita. 1997. Man denke sich nur die junge Dame im Seziersaal. [Buchverf.] Hiltrud Hrgs Häntzschel. *Bedrohlich gescheit: ein Jahrhundert Frauen und Wissenschaft in Bayern.* München : Beck, 1997.

Lange, Johannes. 1921. Psychologische Untersuchung über die Wirkung von Kokain Skopolamin und Morphin. *Psychologische Arbeiten.* 1921, Bd. 7/2, S. 354-412.

Loeb, James. 2000. Unser Vater - Eine Denkschrift für Solomon Loeb (1829-1903). [Buchverf.] Brigitte Salmen. *James Loeb 1867-1933 Kunstsammler und Mäzen.* Murnau : Schloßmuseum Murnau, 2000, S. 9-16.

Lüddens, Hartmut. 2012. Anxiolytika und Hypnotika. [Buchverf.] Gerhard Gründer und Otto Benkert Hrsg. *Handbuch der psychiatrischen Pharmakotherapie.* Berlin, Heidelberg : Springer, 2012, S. 696-712.

Macek, Ilse. 2008. *ausgegrenzt, entrechtet, deportiert. Schwabing und und Schwabinger Schicksale 1933 bis 1945.* München : Volk Verlag, 2008.

Marneros, Andreas. 2000. *Manisch-depressive und andere bipolare Erkrankungen.* Stuttgart, New York : Thieme, 2000.

Mayer, Hermann. 2000. Die Geschichte eines Landhauses in Fortsetzung: Die Klinik Hochried vom Erholungsheim zur Fachklinik für Kinder- und Jugendmedizin. [Buchverf.] Brigitte Salmen. *James Loeb 1867-1933 Kunstsammler und Mäzen.* Murnau : Schloßmuseum Murnau, 2000, S. 191 - 196.

McEvan, Dorothea. 2000. Facetten einer Freundschaft: Aby Warburg und James Loeb. Verwandte, Freunde, Wissenschatler, Mäzene. [Buchverf.] Brigitte Salmen. *James Loeb 1867-1933 Kunstsammler und Mäzen.* Murnau : Schloßmuseum Murnau, 2000, S. 75-98.

Olmstead, Andrea. 1999. *Julliard. A History.* Urbana : Univ. of Illinois Press, 1999.

—. 1996. The Toll of Idealism. James Loeb - Musician, Classicist, Philantropist. *The Journal of Musicology.* 1996, Bde. XIV, 2, S. 233-262.

Palm, Ulrich. 2006. *Auseinandersetzung mit Kraepelins Werk in den Jahren 1900 bis 1960.* München : Dissertation LMU München, 2006.

Salmen, Brigitte. 2000. James Loeb - Leben und Wirken. *James Loeb 1867-1933 Kunstsammler und Mäzen.* Murnau : Schloßmuseum Murnau, 2000, S. 17-73.

Saltzman, Martin D. 2000. "Loeb, Morris". *American National Biography Online Feb. 2000.* [Online] Oxford University Press, 2000. http://www.anb.org/articles/13/13-01011.html.

Scherer, Benedikt Maria. 2000. James Loeb und sein Architekt Carl Sattler. Eine glückliche Begegnung. [Buchverf.] Brigitte Salmen. *James Loeb 1867-1933 Kunstsammler und Mäzen.* Murnau : Schloßmuseum Murnau, 2000, S. 127-143.

Schmidt, Thomas. 1982. *Emil Kraepelin und die Abstinenzbewegung.* München : Dissertation LMU, 1982.

Schott, Heinz, Tölle, Rainer. 2006. *Geschichte der Psychiatrie, Krankheitslehre, Irrwege, Behandlungsformen.* München : Beck, 2006.

Shorter, Edward. 2003. *Geschichte der Psychiatrie.* Reinbek : Rowohlt-Taschenbuch-Verlag, 2003.

Staudinger, Barbara. 2009. Von Harvard nach München: James Loeb und die Umkehr der amerikanischen Immigration. *Aschkenas.* 2009, Bd. 17/1, S. 147-166.

Steigenberger, Holger. 2005. Emil Kraepelin in Leipzig: wie einer Entlassung eine Habilitation folgen kann - Eine Quellenstudie. [Buchverf.] Holger Hrsg Steigenberger. *Leipziger Psychiatriegeschichtliche Vorlesungen.* Leipzig : evangelische Verlagsanstalt, 2005, S. 75-103.

Stewart, Zeph. James Loeb and Harvard. *James Loeb. Was blieb.* [Online] [Zitat vom: 18. Februar 2014.] http://www.klinikhochried.de/media/files/pdf/was_blieb.pdf.

Stuart, Zeph. 2000. Gründung und Geschichte der Loeb Classical Library. [Buchverf.] Brigitte Salmen. *James Loeb 1867-1933 Kunstsammler und Mäzen.* Murnau : Schloßmuseum Murnau, 2000, S. 99-106.

Ulrich, Fleck und Emil, Kraepelin. 1921. Über die Tagesschwankungen bei Manisch-Depressiven. *Psychiologische Arbeiten.* 1921, Bd. 7/2, S. 213-354.

Vierneisel, Klaus. 1983. *50 Jahre Vermächtnis James Loeb.* München : Verein der Freunde und Förderer der Glyptothek und der Antikensammlungen München e.V., 1983.

Weber, Matthias. 1991. "Ein Forschungsinstitut für Psychiatrie..." Die Entwicklung der Deutschen Forschungsanstalt für Psychiatrie in München zwischen 1917 und 1945. *Sudhoffs Archiv.* 1991, Bd. 75, S. 74-89.

—. **2012.** Die moderne Psychopharmakologie aus wissenschaftshistorischer Sicht. [Buchverf.] Gerhard Gründer und Otto Benkert Hrsg. *Handbuch der psychiatrischen Pharmakoterapie.* Berlin, Heidelberg : Springer, 2012, S. 24-36.

Weber, Matthias M. 1987. Die "Opiumkur" in der Psychiatrie: Ein Beitrag zur Geschichte der Psychopharmakotherapie. *Sudhoffs Archiv.* 1987, Bd. 71, S. 31-61.

Weber, Matthias. 2005. Vom Brom zum Luminal - Leipziger Beiträge zur Entwicklung der Psychopharmakologie. [Buchverf.] Holger Hrsg Stigenberger. *Leipziger Psychiatriegeshichtliche Vorlesungen.* Leipzig : evangelische Verlagsanstalt, 2005, S. 183 - 209.

Wünsche, Raimund. 2009. *Sammlung James Loeb: James Loeb (1867 - 1933) - Antikensammler, Mäzen und Philantrop.* Lindenberg i. A. : Kunstverag. Fink, 2009.

Anhang

Tabellarische Aufarbeitung des Krankheitsberichts

Die Zahlenkodierung des Befindens in den folgenden Tabellen entspricht den unter dem Gliederungspunkt „2.4. Erfassung und Beurteilung von Daten" beschriebenen Kategorisierungen der Beschreibungen des Patienten

Tabelle 1: Tabellarische Aufarbeitung des Krankheitsberichts: 1. Woche

	24.01.17	25.01.17	26.01.17	27.01.17	28.01.17	29.01.17	30.01.17
Befinden							
Morgens		1	2	0	0	0-1	0-1
vormittags		2	2	0	0	0-1	0-1
Mittags				0	0	0-1	0-1
nachmittags	3		1	1	0	0-1	0-1
abends			0-1	1	0	0-1	0-1
nachts	2	0			0		1
Motorik	3	2	2	2	2	3	2
Therapie	Luminal	2h Bad nm	0,5g Veronal morgens	1g Brom-natrium		Bad	1,0 Veronal
	0,0006 Hyoscin (s.c.? Injection)	0,5g Veronal	2g Brom			1,0 Veronal	aromatischer Ammoniak

Therapie, Fortsetzung	Bad		mehr-stündiges Bad					
			1g Ve-ronal abends					
Konsultati-onen				Geh.R. Kr.				
Themen	spieleri-scher Symbo-lismus	Symbo-lismus, Judenfra-ge	Judenfra-ge Poli-tik, Heirat					
Organisch		Trocken-heit Hals	Leichtes Atemras-seln	96,7kg				Aufsto-ßen
		Händezit-tern	Hitze-empfin-dung					
		Hitze-empfin-den						

Tabelle 2: Tabellarische Aufarbeitung des Krankheitsberichts: 2. Woche

	31.01.17	01.02.17	02.02.17	03.02.17	04.02.17	05.02.17	06.02.17
Befinden							
Morgens	0-1	2	2	2		3	1
vormittags	0	2	2	2		3	1
Mittags	0	2	2	2		3	1
nachmittags	2	2	2	2		3	2/-2
abends	1	2	2	2		3	3
nachts					1		2
Motorik	3	3	3	3		3	2-3
Therapie						Bad	1 Spritze Hyoscin
						Einlauf	nachts: Bad
						0,001 Hyoscin (Dr. D.)	
Konsultationen				Geh.R. Kr.			
Themen							Heirat, Familienmitglieder
Organisch	,	Diarrhoen	Diarrhoen	Diarrhoen		Tenesmen Darm und Blase	

Tabelle 3: Tabellarische Aufarbeitung des Krankheitsberichts: 3. Woche

	07.02.17	08.02.17	09.02.17	10.02.17	11.02.17	12.02.17	13.02.17
Befinden							
Morgens	3	-1	-1	0	0-1	2	2
vormittags	3	oszillie-rend		1	1	2	3
Mittags	3	2	2	1	2	2	3
nachmittags	3	3	3	2	2	3	3
abends	3	-1	3 bis -1	1	2-3	3	3
nachts		0	-1	0	3	1	2
Motorik	3	2	2	2-3	3	3	3
Therapie	1 El Rizinusöl	2g Brom	2+2g Brom	Bad	Bad	Bad	Bad
	0,0015 Hyoscin	1,0 Veronal	1,0 Veronal	1,0 Veronal	2,0g Trional	1,0+0,5g Veronal	0,0008+0,0015 innerlich einspritzen (Hyoscin?)
	nachts: Bad		0,001 Hyoscin (innerlich)		0,5g Veronal		1,0 Veronal gegen 22h
					Hypnoseversuch		2 Hyoscin Einspritzungen nachts erwähnt, Doppelung?

Konsulta-tionen		Geh. Rat Kr.			Geh.r. Kr.			
Themen	fahrig, gebets-ähnliches Verharren	Verwand-te, glaubt Ball im Haus zu			Kabbalis-tik, Heirat	Symbolik	sexuell motiviert	Fühlt sich bedroht
Organisch	Leib-schmer-zen	94kg	Mattig-keit			nachts: Leib-schmer-zen,		
		nachts etwas Durchfall	Hitze-empfin-den			Starkes Schwit-zen		
			Unter-leib-/Blasensc hmerzen					

Tabelle 4: Tabellarische Aufarbeitung des Krankheitsberichts: 4. Woche

Befinden	14.02.17	15.02.17	16.02.17	17.02.17	18.02.17	19.02.17	20.02.17
Morgens	-1	1	0 - -1	1	2	1	1
vormittags	0	0	0 - -1	1	2	1	2
Mittags	0	1	0 - -1	1	2	1	2
nachmittags	1	2	0 - -1	1	2	2	-2 bis 3
abends	2	1	0 - -1	2	2	2	1
nachts	1	0-1	0	0	1	0	0
Motorik	2-3	2	1	2	1	2	3
Therapie	Bad	Bad	Bad	Hochlagern und Ruhigstellung linkes Bein mit Pappschiene wg. Emboliegefahr	2x Blasenkatheter	2x Blasenkatheter	2x Katheter
	1,0 Veronal	1,0 Veronal	1,0 Veronal	0,0001 Hyoscin inj.	1 ccm Narcophin-Scopolamin	Borsäusespülung (vm)	2x1 Tbl. Urotropin
	Dermatol Salbe	1 El Rizinusöl	2x 1 Tasse Bärentraubentee	feuchter Verband li Bein	2g Brom	Argentumspülung (nm)	Bärentrauben-tee
					Nachts 2 Schlafpulver(?)	Camilleneinlauf	Blasencompresse

Therapie, Fortsetzung						1 ccm Pantopon-Hyoscin	Argentumspülung
							Pantofen-Hyoscin-Injektion
							2g Brom
Konsulta-tionen				Geh. Rat Kr.			Geh.R. Kr.
Organisch	lokal gereizte Haut	Ekzem Sakralgegend, Hautwunde Ellbogen, Brandwunde Hand	Schmerzen in der Blase	Ödematöse Schwellung li. Bein einschl. Fuß	Harn- und Stuhlverhalten	Temp. 38,4 axillar	Temp. 38,4 rektal
	Hitzegefühl	häufiger, teils frustraner Harndrang	Erschöpfung	Häufiger frustraner Harndrang	belegte Zunge, Apetitlosigkeit	Katheterurin in letzer Partie trüb	Puls 104
			Appetitlosigkeit		Temp.: 38°C		Leibschmerzen
					Puls 100 Aufstoßen Blähungen		Magengase (Aufstoßen, Blähungen)

Tabelle 5: Tabellarische Aufarbeitung des Krankheitsberichts: 5. Woche

	21.02.17	22.02.17	23.02.17	24.02.17	25.02.17	26.02.17	27.02.17
Befinden							
Morgens	0	0	0	0	0	1	2
vormittags	0	0	0	0	0-1	2	1
Mittags	1	0	0	0	1	2	1
nachmittags	1	1	0	0	2	1	2
abends	1	2	0	0	2	2	3 → 0
nachts	0	0	0	0	0	0	0-1
Motorik	3	1	2	1-2	2-3	2-3	2-3
Therapie	Katheter	Katheter	Katheter (1100g)	Katheter mit Spülung abends	2x Katheter (800g+85 0g)	Katheter	Katheter
	Injection (Hyoscin ?)	Brustpulver (Digipurat?)	Trional 2,0g	Trional 2,0	Veronal 1,0	Bad	Digipurat 0,1g
	Bad abends	Camilleneinlauf	Narcophin-Hyoscin	Narcophin-Hyoscin (0,0004) einspritzung	Narcophin-Hyoscin (0,0007)	1,0 Veronal	Veronal 1,0
		Narcophin-Hyoscini njektion		bei Puls > 100 Digipurat 2x 0,05	kurzes Lösen aus Beinschiene	Pantopon-Hyoscin (0,0005)	Narcophin-Hyoscin (0,0007)
				Badeverbot			Brompulver
				Einschränschränkung Flüssigkeitszufuhr			

Konsultationen		Telephonisch Geh.R. Müller		GehRat Kr. und v. Müller			
Themen			fühlt sich gesund		imaginäre Telephonate mit Nina, Ausgelassenheit		Hypochondrie, Familie v.a. Nina, Tempel Schiro
Organisch	Temp. 38,6 (rektal) morgens und abends	Temp. 39,5 Morgens	Temp. Abends 38,0	T: 37,8	T: 37,8°C	T: 38,1 Morgens, 38,5 abends	T: 38,1
	Puls 94	Abends 37,6°	Puls 94	Thrombosierte Vene, Druckempfindlich bei Eintritt V. Femoralis	Puls: 88	Übelriechender Urin	Puls 94, 104 nm
	Stuhlverhalten	Puls 94	Blutdruck 180mmHg	Urin: massenhaft Colibakterien	Brennen in der Ferse	Darmgase	Blutdruck: 135 mmHg
	Schmerzfreie kleine Thrombose Region linkes Knie	Müdigkeit	Urin noch trüb und sauer	wenig Erys, zahlreiche Leucos			Vorübergehend blaß und dyspnoisch
			Bein abgeschwollen	Blutdruck (RR) 125mmHg			Schmerzen in der leinken Seite
			Nachts leichte Diarrhoe	Müdigkeit			

Tabelle 6: Tabellarische Aufarbeitung des Krankheitsberichts: 6. Woche

	28.02.17	01.03.17	02.03.17	03.03.17	04.03.17	05.03.17	06.03.17
Befinden							
Morgens	2	0	0	0	1-2	0	1
vormittags	2	1	0	1	1-2	1	1
Mittags	2	2	0	1	2	1	1
nachmittags	3	2	0	1	2	1	2
abends	3	3	1	1-2	3	1	2
nachts	1	2	0	0	0	0	0
Motorik	3	2	2	2	3	2	2
Therapie	Einlauf	Katheter	Katheter	Einlauf (frustran)	Einlauf (frustran)	Blasenspülung	Katheter
	Veronal 1,0	Einspritzung li Bein	2g Brom Natr.	Medinal 1,0g	Medinal 1,0g	Katheter	Umschläge um Leib und Bein
	Narcophin-Hyoscin	Salol	Einspritzung li Bein	Narcophin-hyoscin (0,5)	Narcophin-hyoscin (0,5)	Rizinusöl	Bad

Therapie, Fortsetzung		1,5 Veronal	feuchtwarmer Brustwickel	Kathter	Digipurat 0,1 (= Brustpulver?)	Seifeneinlauf	1mg Scopolamin
		0,003 Narcophin+0,0008 Scopolamin	0,003 Narcophin+0,001 Hyoscin		Brustpulver morgens uns Abends	Einspritzung	
		Bad	1,0 Medinal		Feuchtwarme Umschläge statt Schiene	1g Medinal	
					Urotropin statt Salol	1mg Hyoscin	
Konsultationen				Geh.Rat Kr.			
Themen					Verschwörung		
Organisch	T: 37,5	T 37,3, mi: 37,9	T 37,7	T: 37,6	T: 37,9 37,7 37,7	T 37,6	T 37,2
	Puls: 98, 92	Puls 92-96	Puls 88-92	Puls 92	Puls: 92, 98-100 nach Digipurat 88		Puls 84
	Venenstrang weniger hart	reichlich Stuhl, Dickes Sediment in Katheterurin	2 Stellen am Oberschenkel druckempfindlich	Thrombose gerötet, druckempfindlich	Einlauf erfolglos Blähungen		deutlich fühlbar thrombotisierter Strang
	gelegentlich Klagen über Schmerzen linke Seite		Spärlich Erys, Leukos weniger als zuvor	Trotz Einlauf kein Stuhl	Urin sauer, trüb, mäßig viel Sediment		

Tabelle 7: Tabellarische Aufarbeitung des Krankheitsberichts: 7. Woche

	07.03.17	08.03.17	09.03.17	10.03.17	11.03.17	12.03.17	13.03.17
Befinden							
Morgens	0	0	1	1	2	0	0
vormittags	0	0	1-2	1	2	1	0
Mittags	1	1	2	1	2	1	-1
nachmittags	1	1	3	1-2	2	0-1	0
abends	1	2	3	1-2	3	0-1	1
nachts	0	0				0	0
Motorik	2	2		2	2-3	2	2
Therapie	2g Brom Natrium	Katheter	Katheter	Bad	Bad	Bad	Bad
	Verband des Beins	2g Brom Natrium	2g Brom Natrium	1,0 Medinal	Seifeneinlauf	Katheter	Katheter
	4h Dauerbad	1g Medinal	1g Medinal	Narcophin-Hyoscinin-jektion 1/2mg	Katheter mit Spülung (abgebrochen)	0,0008 Scopolamin Injection	1,5 Medinal
	1g Medinal 0,00075 Scopolamin		0,001 Scopolamin	Katheter	1,5 Medinal		0,0008 Scopolamin Injection
Konsultationen				Geh. Rat Kr			
Themen							
Organisch	T 36,8		T 37,2	Blase atonisch	T. 36,8	T 37,1	T 37,5
	Puls 88		Puls 84		Puls: 86	Puls 94	Puls 88
			leichte Diarrhoe		Gewicht: 86,8 kg	Thrombose nicht druckempfindlich	

Organisch, Fortsetzung					Blähungen	kein Stuhl	
					erst nach Seifenein-lauf Stuhentlee-rung		

Tabelle 8: Tabellarische Aufarbeitung des Krankheitsberichts: 8. Woche

	14.03.17	15.03.17	16.03.17	17.03.17	18.03.17	19.03.17	20.03.17
Befinden							
Morgens	0	1	2	2	3	3	1
vormittags	0	1	2	2	3	3	1
Mittags	0-1	2	2	3	3	3	1
nachmittags	1	2	2	3	3	3	2
abends	1	3	2	3	3	3	1
nachts	0	1	3	0		1	0
Motorik	2	2	2	3	3	3	2
Therapie	Katheter	Katheter	Katheter	1mg Hyoscin	1mg Hyoscin	Bad	Bad
	Bad	10h Bad	Bad	Bad	Dauerbad 9früh-7habends	0,8 Hyoscin	Katheter
	1,5 Medinal	1,5 Medinal	1,5 Medinal	4 Sandel-ölpillen	Katheter	0,6 Luminal	1,0 Medinal
	0,0008 Scopola-min Injection	0,008 Hyoscin	0,0008 Scopola-min Injection	Katheter		6 Sartal-ölcapseln	0,8mg Hyoscin
		Sandelöl-pillen		Seifen-wasser-einlauf		Katheter	6 Sartal-pillen
Konsultati-onen				Geh.Rat Kr.			
Themen	Verrat, Meineid		Meineid	Verrat, Meineid			

Organisch	Puls 92	T. 36,7	T 37,5	T 37,1	T: 37,1	Puls 82-90	
	Gewicht 86,9kg	Puls 88	Puls 88	Puls 88	Puls: 88, 84, 96	Thrombose weniger fühlbar	
	viel weicher Stuhl	Schleimgerinnsel in Katheteroese	milchiger Urin	KGW 86,5kg	Starkes Erbrechen nach Hyoscinspritze	etwas Erbrechen und starker Husten nach Einspritzung	
				Heiser vom Schreien		Spontan Urin	
				Braune und blaue Flecken an Armen und Beinen (Fixation?)		Kolibacterien in Urinkultur	
				trockene borkige Lippen			
				braune, dickbelegte Zunge			

Tabelle 9: Tabellarische Aufarbeitung des Krankheitsberichts: 9. Woche

	21.03.17	22.03.17	23.03.17	24.03.17	25.03.17	26.03.17	27.03.17
Befinden							
Morgens	0	0-1	0-1	0-1	0-1	0	0
vormittags	0	0-1	0-1	0-1	0-1	0	0
Mittags	0-1	0-1	0-1	0-1	1	1	1
nachmittags	0-1	0-1	0-1	2	1-2	1	2
abends	0-1	0-1	3	2	2	1	2
nachts			0		0	0	
Motorik	2	2	2	2	2	2	2
Therapie	Bad	Katheter	Katheter	Katheter	Katheter	Katheter	Katheter
	Katheter	1,0 Medinal	0,8 mg Hyoscin	Bad	Bad	Sartalöl Bromspülung	Bad
		Bromwasserspülung für Blase	0,0008 Hyoscin		1,0 Medinal	1,5 Medinal	Bad	1,5 Medinal
		Einspritzung			0,8mg Narcophin-Hyoscin	0,8mg Narcophin-Hyoscin	0,0008 Hyoscin	0,6 Hyoscin
Konsultationen				Geh Rat Kr			
Themen							
Organisch	T: 37,3	T: 37,0		Puls 88	T: 37,4	T: 37,4	
	Puls 84	Puls 82		viel weicher Stuhlgang nachts	Puls 84	Puls 92	

Organisch, Fortsetzung			Körper-gewicht: 87,2 kg	Bein wird beim Stehen noch cyanotisch			

Tabelle 10: Tabellarische Aufarbeitung des Krankheitsberichts: 10. Woche

	28.03.17	29.03.17	30.03.17	31.03.17	01.04.17	02.04.17	03.04.17
Befinden							
Morgens	0	0	1-2	-1	1-2	0-1	0-1
vormittags	0	0	1-2	-1	1-2	0-1	0-1
Mittags	0	0	1-2	-2	2	0-1	0-1
nachmittags	1	1	2	-1	2	0	1
abends	1	3	2	0	2	0	2-3
nachts	0		1	0	1	0	0
Motorik	2	1	2	1	2	1	2
Therapie	Katheter	Katheter	Katheter	Urotropin	Katheter	Katheter	Katheter
	Bad	Bad	Bad	Katheter	Bad	1g Salol	Spülung
			1mg Hyoscin		kein Schlafmittel!	Urotropin	0,0008 Hyoscin
		0,0007 Hyoscin				Brustpulver+ 1,5 Medinal	0,5 Medinal
						0,7mg Narcophin-Hyoscin, Nachdosierung nachts wg Schlaf-Schlafmangel: 0,3mg	
Konsultationen				Geh. Rat Kr.			
Themen				Klar, Krankheitseinsicht	Halluzinationen, Kindersprache	Mangel an Harndrang	
Organisch	Spontanurin		Puls 88	Puls 100	T: 39,3	T: 38,1	T 37,0
			T: 37,8	T: 39,1	Puls 100	Puls 80-84	

| Organisch, Fortsetzung | | | trüber Urin Thrombose und Cyanose am Bein deutliche Besserung | | Schmerzen im Penis ablaufendes Sekret aus Penis (iatrogen?) starkes Schwitzen | Urin: mehr Leukozyten und Erythrozyten als bei letzter Untersuchung, dafür kein dickes Sediment | |

Tabelle 11: Tabellarische Aufarbeitung des Krankheitsberichts: 11. Woche

	04.04.17	05.04.17	06.04.17	07.04.17	08.04.17	09.04.17	10.04.17
Befinden							
Morgens	0	2	0	-1	0	0-1	-1
vormittags	0	2	0	-1	0	0-1	0
Mittags	0	2	0	0- -1	0	0-1	0
nachmittags	0-1	0	0	0- -1	1	0-1	0
abends	0-1	3	0	0- -1	2	1	1
nachts	3	0	0-1	0		0	0
Motorik	2	2	1	2	2	2	2
Therapie	Katheter	Katheter	Katheter	Katheter mit nachfolgender Prostargoleinspritzung	Katheter mit nachfolgender Protargoleinspritzung	Katheter mit nachfolgender Prostargoleinspritzung (10 ccm 2% Lösung)	Katheter mit nachfolgender Protargoleinspritzung
	1,0 Medinal	Bad	0,0007 Scopolamin	1,0 Medinal	1,5 Medinal	Bad	Bad
	0,0007 Scopolamin	0,0007 Scopolamin	1g Medinal	0,7mg Narcophin-Hyoscin	0,66mg Narcophin-Hyoscin	0,0007 Hyoscin	0,0007 Hyoscin
			Urotropin		3h Bad		
Konsultationen			Dr. Kielleuthner (Urologe)				

Themen							
Organisch		T: 36,7	Befund Dr. Kielleuthner	T:37,2	T: 37,8	T: 37,8	T: 37,2
		Puls 70	Prostatareizung die Blasenreizung veranlaßt, mangelhafte Miktion psychogen	viel dickflüssiger Stuhl	Puls 80	Puls 88	Puls 84
							Gewicht 86,5

Tabelle 12: Tabellarische Aufarbeitung des Krankheitsberichts: 12. Woche

Befinden	11.04.17	12.04.17	13.04.12	14.04.17	15.04.17	16.04.17	17.04.17
Morgens	0	0	-1	1	1	0	-2
vormittags	0	0	0	1-0	0	0-1	-2
Mittags	0	2	0	0	1	0	-1
nachmittags	0-1	0-2	1	1	1	1	-1
abends	2	0-2	2-3	1	1-2	0	-1
nachts	0	0	0	0	0	0	0
Motorik	2	2	2	2	2	1	1
Therapie	Katheter mit Protar-gol-einsprit-zung	Katheter mit Protar-gol-einsprit-zung	Katheter	Katheter mit Protar-gol-einspritzu-ung	Katheter	Katheter mit Callar-gol statt Protargol	Katheter
	0,0007 Hyoscin	Bad	0,0005 Scopola-min	Bad	Medinal 1,0g +0,5g nachts	Bad	Bad
			Injection (Hyoscin?)		Medinal (wirkungs-los)	0,0007 Hyoscin	KEIN Schlafmit-tel
					0,6mg Narcophin-Hyoscin	Medinal 1,0g + 0,5g nachts	
Konsultatio-nen		Geheimrat Kräpelin				Dr. Kiel-leuthner	
Themen			Frustrane Miktions-versuche	Frustrane Miktions-versuche	heiter bis albern abends		klar: russ Rev., Krieg

Organisch				T: 38,2	T: 38,1	T: 37,1	
				Puls 92	Puls: 84	Puls : 76	
				unsicherer Gang	KGW 85,5 kg	eitriges Sediment im Katheterharn	
				Händezittern	Blutdruck 125mmHg		
				dickes, weißes Sediment bei Katheterisation			

Tabelle 13: Tabellarische Aufarbeitung des Krankheitsberichts: 13. Woche

	18.04.17	19.04.17	20.04.17	21.04.17	22.04.17	23.04.17	24.04.17
Befinden							
Morgens	1	-1	0-1	0	0	0	0
vormittags	1	-1	0	0	1-2	0	1
Mittags	1	0	0	0	1	0	0-1
nachmittags	1	0	0	0- -1	1-2	0	1
abends	1	0	0	0- -1	1-2	0	1
nachts	1	0	0	0	0	0	0
Motorik	2	2	2	2	2	2	2
Therapie	Katheter	Katheter	Katheter mit Collargoleinspritzung	Katheter	Katheter	Katheter	Katheter
	Bad	KEIN Bad	Bad	1,0 Medinal	Bad		Bad
	1g Medinal	0,3 Luminal	Medinal 1,0g + 0,5g nachts		Medinal		0,6 mg Hyoscin
	2x 0,0005 Scopolamin		0,0007 Hyoscin		0,6mg Narcophin-Hyoscin		
					Brustpulver		
Konsultationen	Geh.R. Kraeppelin			Dr. Kielleuthner			
Themen		orientiert, aufgeräumt		Krankheitseinsicht, Politik	Klangassoziationen, Familie		
Organisch	T: 38,1	T: 37,1			KGW: 87,7	Puls 76	
	Puls 88	Puls 80	Puls 76	Etwas Schmerz und Schwächegefühl im li. Bein	Puls 76	Brustschmerzen	

Organisch, Fortsetzung	eitriges Sediment im Katheterharn			leidet unter "dummen Blasengeschichte"		großes Schlafbedürfnis	

Tabelle 14: Tabellarische Aufarbeitung des Krankheitsberichts: 14. Woche

Befinden	25.04.17	26.04.17	27.04.17	28.04.17	29.04.17
Morgens	-1	0	0	0-1	0
vormittags	0	0	0	0-1	0
Mittags	0	0	0	0-1	0
nachmittags	0	0	0	1	0
abends	0	0	0	0-1	0
nachts	0	0	0	0	0
Motorik	2	2	2	3	2
Therapie	Katheter	Katheter	0,3 Luminal	2x 0,3 Luminal	0,3 Luminal
		1g Adalin			
		0,6 mg Hyoscin			
Konsultationen	Geheimrat Kraepelin				
Themen					Gefühl vollständiger Genesung
Organisch		Puls 68-72		Gewicht +1kg	

Tabelle 15: Verabreichte Psychopharmaka

Medikamente:		Zahl Einzel-dosen	
Psychopharma-ka:	Luminal: Phenobarbital	6	
	Pantopon: Opium	3	nur in Kombination mit Hyoscin
	Narcophin: Morphin-αNoscapin-Mischung	19	nur in Kombination mit Hyoscin
	Hyoscin: Scopolamin	41	Monopräparat
	Veronal: Barbital (Pure acid)	18	
	Trional: Methylsulfonal	3	
	Medinal: Barbital (Sodium salt)	31	
	Adalin: Carbromal	1	
	Bromnatrium	11	
		Gesamt Scopolamin (Mono + Kombi)	
		63	
		Gesamt Barbituratpräparate	
		55	

Tabelle 16: Weitere Medikamente

Andere:	Digipurat
	Dermatol
	Salol
	Urotropin
	Callargol
	Protargol
	Sartal(pillen)
	Borsäure

Tabelle 17: Personen

Personen:	Dr. D (Deuringer)
	G.R. Kr. (Geheimrat Kraepelin)
	Nothafft (Nachtpfleger)
	Referentin (Dr. Toni Schmidt-Kraepelin)
	Reithmeier (2. Nachtpfleger)
	Mari (Hausmädchen)
	Wimmer (Nachtpfleger)
	Frl. H./ Fr. Dr. (Marie-Antonie Hambüchen)
	Geh. Rat v. Müller (Professor für Innere Medizin)
	Dr. Quenstadt (früherer Hausarzt)
	Dr. Rudin (Rüdin, Asisstent Kraepelins)
	Dr. Kielleuthner (Urologe)

Tabelle 18: Visiten

Visiten Kraepelin persönlich	Visiten Kielleuthner
Sa. 27.1.	Fr. 6.4.
Sa. 3.2.	Sa. 21.4.
Do. 8.2.	
So. 11.2.	
Sa. 17.2.	
Di. 20.2.	
Sa. 24.2.	
Sa. 3.3.	
Sa. 10.3.	
Sa. 17.3.	
Sa. 24.3.	
Sa. 31.3.	
Mi. 11.4.	
Mi. 18.4.	

Faksimile einiger Briefe von James Loeb an Emil Kraepelin

hier 3 Briefe exemplarisch:

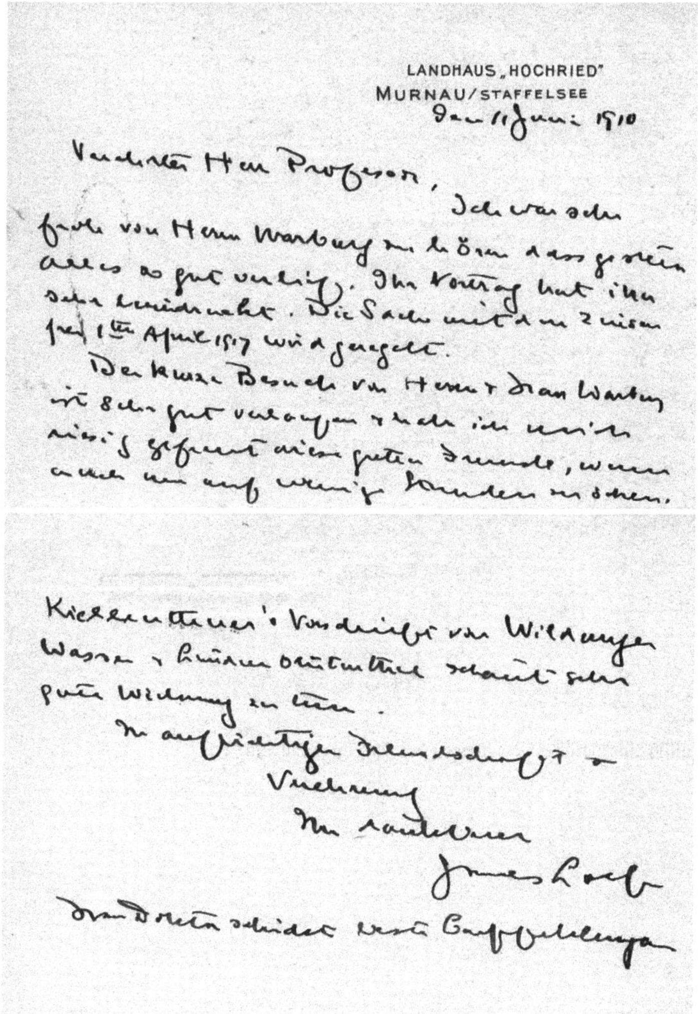

Abbildung 6: Faksimilie eines Briefes von James Loeb an Emil Kraepelin 1

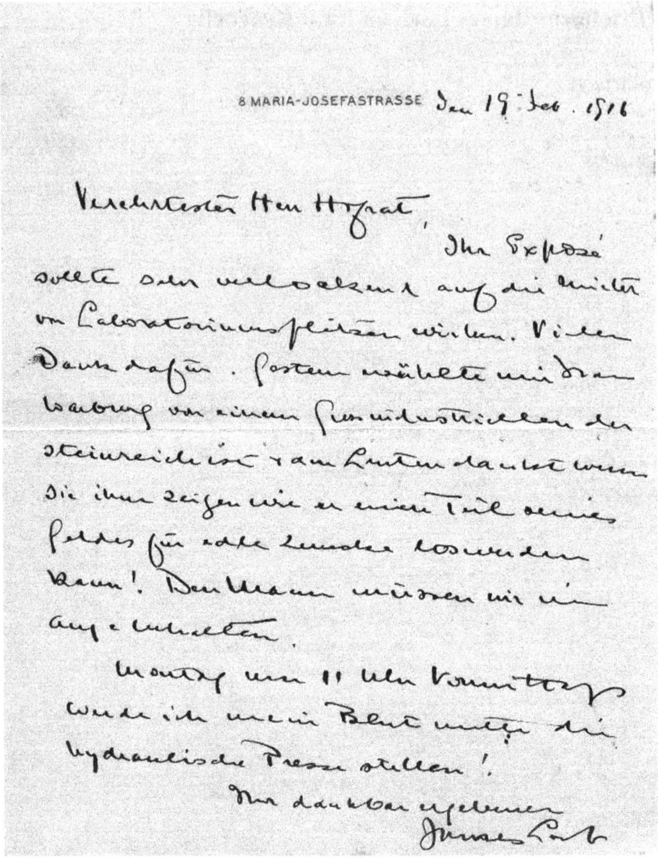
8 MARIA-JOSEFASTRASSE Den 19. Feb. 1916

Verehrtester Herr Hofrat,

Ihr Exposé sollte sehr verlockend auf die Leiter von Laboratoriumsplätzen wirken. Vielen Dank dafür. Gestern erzählte mir Dr. Warburg von einem Grossindustriellen der steinreich ist & den Leuten dankbar wenn Sie ihm zeigen wie er einen Teil seines Geldes für edle Zwecke loswerden kann! Den Mann müssen wir im Auge behalten.

Montag um 11 Uhr vormittags werde ich mein Blut unter die hydraulische Presse stellen!

Ihr dankbar ergebener
James Loeb

Abbildung 7: Faksimilie eines Briefes von James Loeb an Emil Kraepelin 2

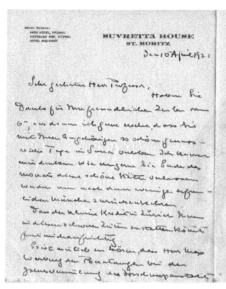

Abbildung 8: Faksimilie eines Briefes von James Loeb an Emil Kraepelin 3

Reproduktionen mit freundlicher Genehmigung der LMU München

Bilder

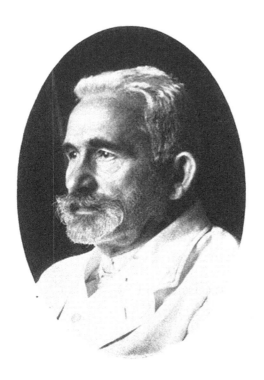

Abbildung 9: Kraepelin um 1910

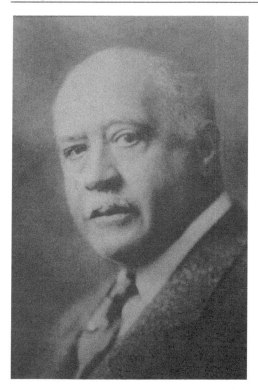

Abbildung 10: James Loeb um 1933

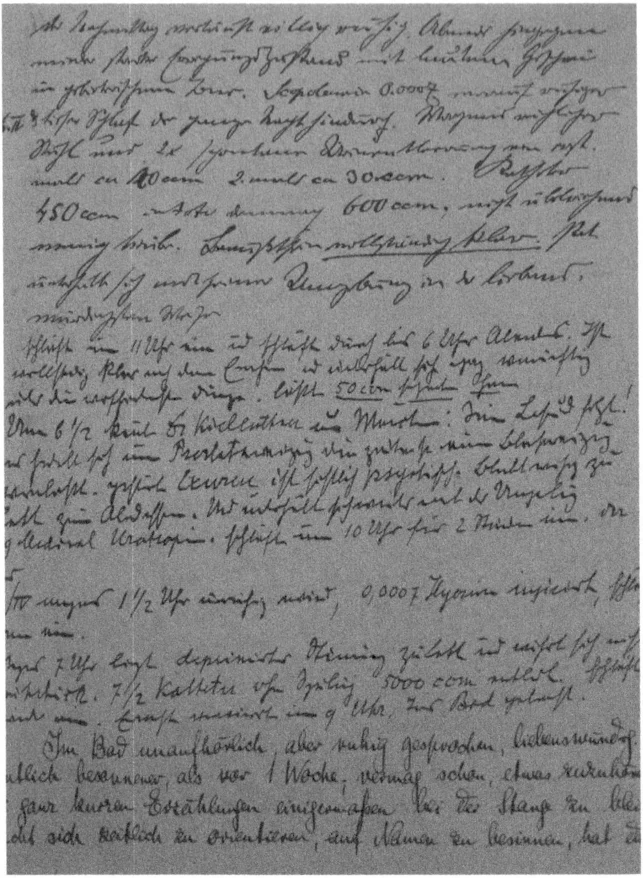

Abbildung 11: Alle 3 Schrifttypen der Krankheitsberichte

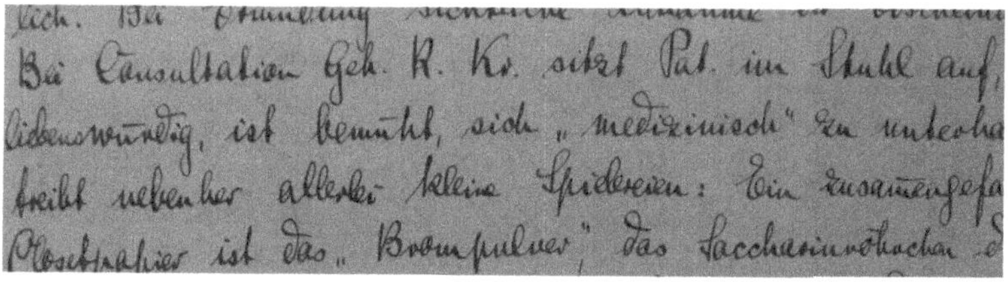

Bei Consultation Geh. R. Kr. sitzt Pat. im Stuhl auf,
liebenswürdig, ist bemüht, sich „medizinisch" zu unterha
treibt nebenher allerlei kleine Spielereien: Ein zusammengefa
ist das „Brompulver", das Saccharinröhrchen

Abbildung 12.1: Schriftbild Referentin A (Toni Kraepelin) Zuschnitt

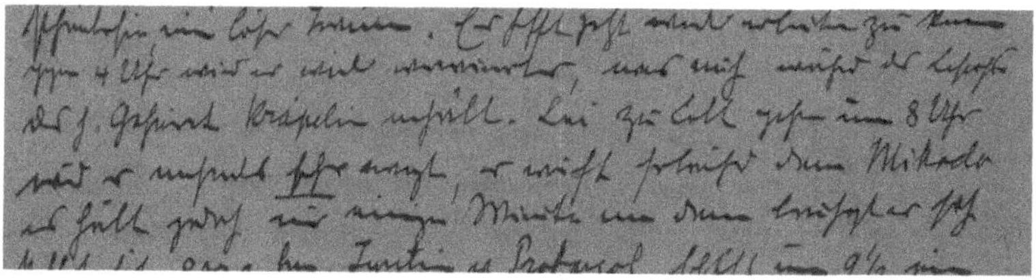

Abbildung 12.2: Schriftbild B Zuschnitt

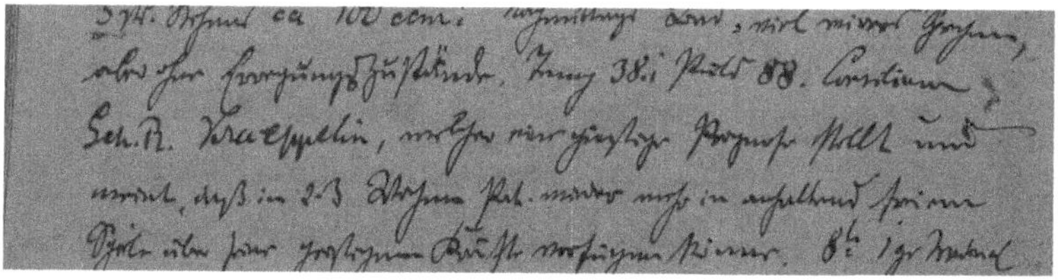

Abbildung 12.3: Schriftbild C Zuschnitt

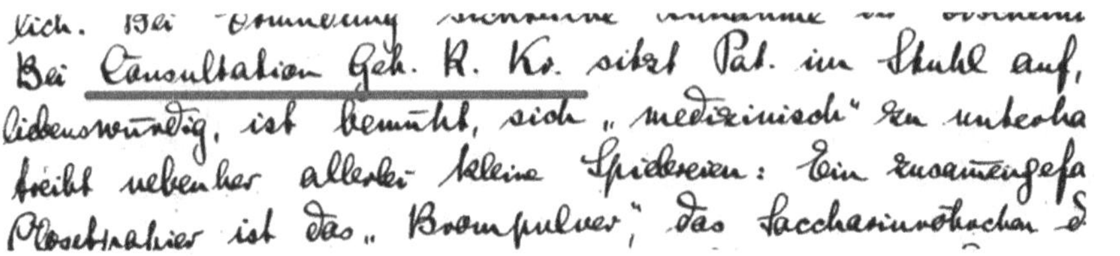
Bei Consultation Geh. R. Kr. sitzt Pat. im Stuhl auf,
liebenswürdig, ist bemüht, sich „medizinisch" zu unterha
treibt nebenher allerlei kleine Spielereien: Ein zusammengefa
Closettpapier ist das „Brompulver", das Saccharinschachtel

Abbildung 13.1: Schriftbild A mit Unterstreichung

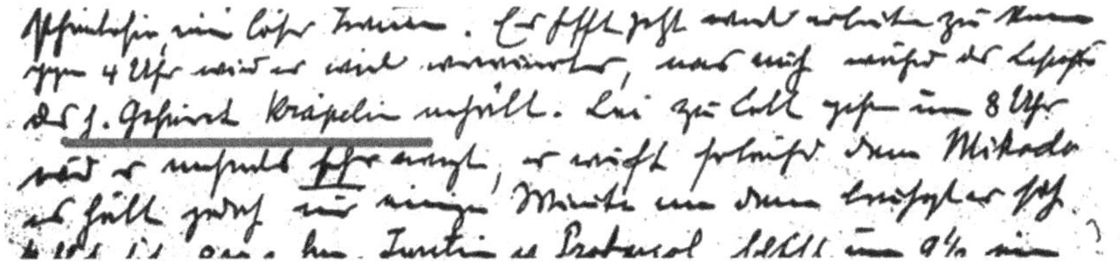

Abbildung 13.2: Schriftbild B mit Unterstreichung

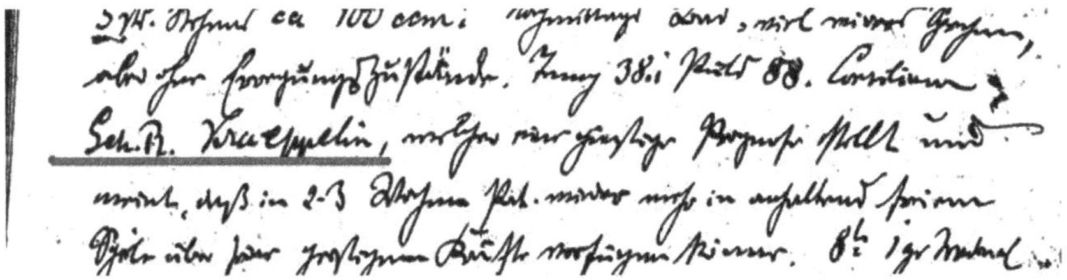

Abbildung 13.3: Schriftbild C mit Unterstreichung

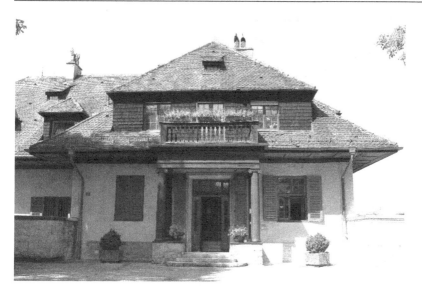

Abbildung 14: Landhaus Hochried heute

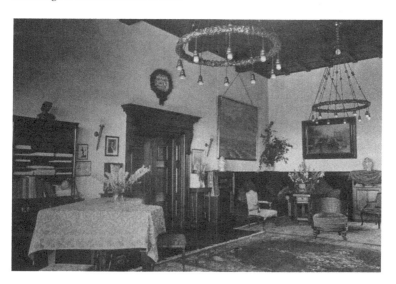

Abbildung 15: Landhaus Hochried innen um 1920

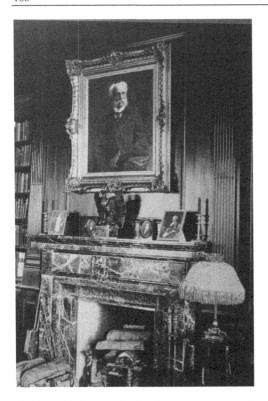

Abbildung 16: Landhaus Hochried um 1920 innen, Kamin mit Porträt des Vaters Solomon Loeb

Abbildungsnachweis:

Abb 1: Reproduktion einer Photographie, mit freundlicher Genehmigung der LMU München

Abb 2, 7, 8: Reproduktionen von Photographien, mit freundlicher Genehmigung der James Loeb Gesellschaft

Abb 3-5: Reproduktionen von Ausschnitten der Krankenberichte, mit freundlicher Genehmigung der LMU München

Abb 6: Photographie von 2015, mit freundlicher Genehmigung der James Loeb Gesellschaft

Alle verwendeten Reproduktionen und Photographien wurden von mir persönliche angefertigt AvH

Printed in the United States
By Bookmasters